240-1

2024 全国中医执业助理医师资格考试模拟试卷（一）

（医学综合笔试部分）

第一单元

考试日期：20××年×月×日

考试时间：9：00～11：00

考生姓名：________

准考证号：________

考 场 号：________

中国协和医科大学出版社

北 京

A_1 型选择题

答题说明

每道考题下面有 A、B、C、D、E 5 个备选答案，请从中选择 1 个最佳答案。

1. “同病异治，异病同治”的根本依据在于
   A. 辨证论治
   B. 对症治疗
   C. 辨病治疗
   D. 因人而异
   E. 因病而异

2. 天地万物相互联系的中介是
   A. 天气
   B. 地气
   C. 精气
   D. 阴阳
   E. 阳气

3. 下列说法体现了阴阳交感互藏关系的是
   A. 阳盛则阴病，阴胜则阳病
   B. 雨出地气，云出天气
   C. 阴在内，阳之守也
   D. 重阴必阳，重阳必阴
   E. 阴损及阳，阳损及阴

4. 五行之中有收敛、沉降性质的是
   A. 金
   B. 水
   C. 火
   D. 木
   E. 土

5. 培土生金法的原理是
   A. 五行相侮
   B. 五行相克
   C. 五行制化
   D. 五行相乘
   E. 五行相生

6. 肺藏
   A. 神
   B. 魂
   C. 魄
   D. 意
   E. 志

7. 五脏关系中主要体现在气血方面的两脏是
   A. 心与肺
   B. 心与肾
   C. 肺与脾
   D. 脾与肾
   E. 肺与肾

8. 心在体相合的是
   A. 脉
   B. 筋
   C. 骨
   D. 皮
   E. 肉

9. 下列说法错误的是
A. 胃有“太仓”之称
B. 胃有“水谷之海”之称
C. 脾有“五脏六腑之海”之称
D. 小肠者，受盛之官
E. 大肠者，传导之官

10. 有藏泄互用关系的两脏是
A. 心与肺
B. 肺与肾
C. 肾与肝
D. 肝与脾
E. 脾与心

11. 维持血液不溢出于脉外，是气的何种作用的体现
A. 推动作用
B. 温煦作用
C. 防御作用
D. 固摄作用
E. 中介作用

12. 清气与水谷之气结合，称为
A. 元气
B. 宗气
C. 营气
D. 卫气
E. 中气

13. 既属六腑又属奇恒之腑的是
A. 肝
B. 胆
C. 脑
D. 髓
E. 女子胞

14. 肺的通调水道功能主要依赖于
A. 主气
B. 司呼吸
C. 朝百脉
D. 主宣发肃降
E. 输精于皮毛

15. 手足蠕动的临床意义是
A. 热极生风
B. 血虚生风
C. 阴虚动风
D. 寒凝筋脉
E. 肝阳化风

16. 下列各项中，不属于黑色所主病证的是
A. 寒证
B. 水饮
C. 瘀血
D. 肾虚
E. 脾虚

17. 舌质淡白湿润，舌体胖嫩的临床意义是
A. 阳虚水湿内停
B. 气血两亏
C. 气血调和
D. 外感风热初期
E. 实热证

18. 肛门有下坠感，劳累后加重的临床意义是
A. 肝郁气滞
B. 中气下陷
C. 肾气不固
D. 肠道气滞
E. 大肠湿热

19. 头晕而重，如物缠裹的临床意义是
A. 肝阳上亢
B. 肝火上炎
C. 痰湿内阻
D. 肾精亏虚
E. 气血亏虚

20. 大便先干而后稀的临床意义是
A. 命门火衰
B. 脾气虚
C. 脾阳虚
D. 肝郁脾虚
E. 湿邪困脾

21. 按尺肤凹而不起的临床意义是
A. 泄泻
B. 热证
C. 瘀血
D. 臌胀
E. 风水

22. 下列各项中，属于表证辨证要点的是
A. 发热，恶热喜冷，口渴欲饮，面赤
B. 畏寒，冷痛，喜暖，口淡不渴，肢冷蜷卧
C. 寒热往来
D. 但热不寒或但寒不热
E. 新起恶寒，或恶寒发热并见，脉浮

23. 表情淡漠，喃喃自语的临床意义是
A. 痰湿困脾
B. 痰湿阻肺
C. 痰火扰神
D. 痰蒙心神
E. 痰气交阻

24. 下列各项中，不属于心肾不交证临床表现的是
A. 舌淡少苔
B. 惊悸多梦
C. 健忘
D. 腰膝酸软
E. 口干咽燥

25. 情志郁结不舒所致胸痛的特点是
A. 胸背彻痛
B. 胸痛喘促
C. 胸痛咯血
D. 胸痛走窜
E. 胸部刺痛

26. 下列各项中，不属于风热犯肺证临床表现的是
A. 咳嗽
B. 鼻塞流浊涕
C. 微恶风寒
D. 口不渴
E. 咽喉疼痛

27. 下列各项中，不属于心肾阳衰证临床表现的是
A. 心悸怔忡
B. 肢体浮肿
C. 小便清长
D. 畏寒肢冷
E. 唇甲青紫

28. 黄连配伍木香属于
A. 相须
B. 相使
C. 相畏
D. 相恶

E. 相反

29. 下列解表药中兼有化湿和中功效的是
A. 香薷
B. 防风
C. 生姜
D. 紫苏
E. 白芷

30. 肝肾不足所致之胎动不安，应首选
A. 紫苏
B. 狗脊
C. 黄芩
D. 桑寄生
E. 五加皮

31. 白果具有的功效是
A. 敛肺化痰定喘，止带缩尿
B. 泻肺平喘，利水通淋
C. 止咳平喘，止血止带
D. 纳气平喘，收涩止带
E. 降逆平喘，利水消肿

32. 具有化湿解暑功效的化湿药物是
A. 苍术
B. 佩兰
C. 豆蔻
D. 砂仁
E. 草豆蔻

33. 车前子入汤剂的用法是
A. 先煎
B. 后下
C. 另煎
D. 烊化
E. 包煎

34. 下列各项中，不属木香主治病证的是
A. 三焦气滞
B. 肺气阻滞
C. 肝胆气郁
D. 脾胃气滞
E. 大肠气滞

35. 既能凉血止血，又能解毒敛疮的药物是
A. 侧柏叶
B. 大蓟
C. 小蓟
D. 地榆
E. 栀子

36. 桃仁的功效是
A. 活血行气，润肠通便
B. 活血祛瘀，润肠通便，止咳平喘
C. 活血止痛，解毒消痈
D. 活血祛瘀，止咳平喘
E. 行气活血，祛风止痛

37. 蒿芩清胆汤的功用是
A. 疏肝解郁，益血健脾
B. 补脾柔肝，祛湿止泻
C. 清热利湿，逐瘀退黄
D. 清胆利湿，和胃化痰
E. 清热泻火，利水通淋

38. 具有益气解表功用的方剂是
A. 败毒散
B. 银翘散
C. 桑菊饮
D. 麻杏石甘汤
E. 九味羌活汤

39. 黄芪在补中益气汤中的配伍意义是
A. 补气升阳
B. 补气利水
C. 补气摄血
D. 补气行血
E. 益气生血

40. 甘温除热法的代表方剂是
A. 补中益气汤
B. 玉屏风散
C. 生脉散
D. 牡蛎散
E. 桂枝汤

41. 宣上、畅中、渗下的主要代表方剂是
A. 三仁汤
B. 藿香正气散
C. 甘露消毒丹
D. 五苓散
E. 苓桂术甘汤

42. 温燥伤肺，气阴两伤证，治宜选用
A. 杏苏散
B. 养阴清肺汤
C. 百合固金汤
D. 麦门冬汤
E. 清燥救肺汤

43. 小建中汤的君药是
A. 芍药
B. 桂枝
C. 饴糖
D. 炙甘草
E. 生姜

44. 小蓟饮子与八正散的相同功用是
A. 利水通淋
B. 燥湿解毒
C. 凉血止血
D. 泻火养阴
E. 利湿化浊

45. 以降气平喘、祛痰止咳为主要功用的方剂是
A. 旋覆代赭汤
B. 苏子降气汤
C. 半夏厚朴汤
D. 小青龙汤
E. 瓜蒌薤白白酒汤

46. 镇肝熄风汤中配伍生麦芽的用意是
A. 消食和中
B. 疏肝和胃
C. 健脾化滞
D. 和胃健脾
E. 疏肝理气

47. 川芎茶调散适用于
A. 气虚头痛
B. 血虚头痛
C. 肝风头痛
D. 痰厥头痛
E. 伤风头痛

48. 清胃散除清胃外，还具有的重要功用是
A. 解表
B. 泻下
C. 解毒
D. 止呕
E. 凉血

49. 肾气丸原方中用量最大的药物是
A. 山萸肉

B. 炮附子
C. 干地黄
D. 桂枝
E. 山药

50. 感受暑湿，身热烦渴，小便不利或大便泄泻者，治宜选用
A. 藿香正气散
B. 香薷饮
C. 参苓白术散
D. 六一散
E. 桂苓甘露散

51. 温经汤的组成药物中不有
A. 半夏、甘草
B. 干姜、肉桂
C. 人参、阿胶
D. 牡丹皮、麦冬
E. 当归、芍药

52. 下列各项中，不属于门静脉高压症表现的是
A. 腹水
B. 脾大
C. 肝大
D. 痔核形成
E. 食管-胃底静脉曲张

53. 下列各项中，对急性阑尾炎最有诊断意义的体征是
A. 发热
B. 腰大肌试验阳性
C. 结肠充气试验阳性
D. 腹肌紧张
E. 阑尾点固定性压痛

54. 下列各项中，水肿首先出现于身体低垂部位的是
A. 肾小球肾炎
B. 肝硬化
C. 低蛋白血症
D. 右心衰竭
E. 甲状腺功能减退症

55. 可引起肝浊音界消失的疾病是
A. 急性胃炎
B. 急性胆囊炎
C. 急性胰腺炎
D. 急性阑尾炎
E. 胃溃疡穿孔

56. 触诊肠管或索条状包块最适用的方法是
A. 浅部滑行触诊法
B. 深部滑行触诊法
C. 深压触诊法
D. 双手触诊法
E. 冲击触诊法

57. 甲状腺功能减退症患者可见的面容为
A. 无欲貌
B. 苦笑面容
C. 面具面容
D. 肢端肥大面容
E. 黏液水肿面容

58. 肺炎链球菌肺炎 X 线检查的表现是
A. 早期可见病变部位的密度均匀影
B. 肺实变期呈叶、段状密度均匀影
C. 消散期阴影密度逐渐升高
D. 多数阴影需 6 周才完全吸收
E. 肺纹理增粗、增深

59. 慢性阻塞性肺疾病（COPD）最主要的发病危险因素是
A. 空气污染
B. 吸烟
C. 寒冷气候
D. 呼吸道感染
E. 过敏

60. 慢性肺源性心脏病（肺心病）急性加重期，大量应用利尿药可诱发
A. 呼吸性酸中毒
B. 代谢性碱中毒
C. 代谢性酸中毒
D. 房性期前收缩
E. 肺性脑病

61. 防治支气管哮喘最有效的方法是
A. β_2 受体激动药
B. 茶碱类药物
C. 糖皮质激素
D. 抗胆碱药
E. 脱离变应原

62. 慢性左心衰竭患者的体征中，最有诊断价值的是
A. 第一心音低钝
B. 肺动脉瓣区第二心音亢进
C. 心率增快
D. 心脏扩大
E. 舒张期奔马律

63. 对诊断冠心病心绞痛有意义的心电图表现是
A. QRS 宽大畸形
B. T 波倒置
C. ST 段下移
D. 病理性 Q 波
E. ST-T 鱼钩样改变

64. 急性胰腺炎的腹痛特点是
A. 无规律性疼痛
B. 空腹与夜间痛
C. 节律性疼痛
D. 转移性疼痛
E. 持续性疼痛伴阵发性加剧

65. 对诊断消化性溃疡最有价值的检查是
A. 胃镜及黏膜活检
B. X 线钡餐
C. 幽门螺杆菌（Hp）检测
D. 便潜血试验
E. 胃酸测定

66. 晚期肝硬化最严重也最常见的死亡原因是
A. 上消化道出血
B. 原发性肝癌
C. 感染
D. 肝肾综合征
E. 肝性脑病

67. 下列肝炎病毒中，属于 DNA 病毒的是
A. 甲型肝炎病毒（HAV）
B. 乙型肝炎病毒（HBV）
C. 丙型肝炎病毒（HCV）
D. 丁型肝炎病毒（HDV）
E. 戊型肝炎病毒（HEV）

68. 肾综合征出血热发热期出现的“三痛”是指
A. 头痛、胸痛、腹痛
B. 头痛、腹痛、关节痛

C. 头痛、胸痛、腰痛
D. 头痛、腰痛、眼眶痛
E. 头痛、腰痛、背痛

69. 感染 HBV 后最早出现的抗体是
A. 抗-HAV
B. 抗-HBs
C. 抗-HBc
D. 抗-HBe
E. 抗-HDV

70. 慢性布鲁菌病的临床特征主要为
A. 间断低热
B. 精神抑郁
C. 失眠
D. 固定的关节和肌肉疼痛
E. 脾大

71. 下列各项，对急性重型肝炎诊断无提示意义的是
A. 谷丙转氨酶>1000U/L
B. 肝性脑病
C. 重度黄疸
D. 肝迅速缩小
E. 腹水、肠胀气

72. 下列有关流行性感冒（流感）的叙述，错误的是
A. 起病多急骤
B. 头痛多不明显
C. 体温可高达 39℃或以上
D. 呼吸道症状较轻
E. 少数有消化道症状

73. 下列消毒措施中，人类免疫缺陷病毒（HIV）不敏感的是
A. 高压蒸汽消毒法
B. 75% 乙醇
C. 0.2% 次氯酸钠
D. 焚烧
E. 紫外线照射

74. 狂犬病的特殊症状是
A. 发热
B. 恐水
C. 失音
D. 怕风
E. 伤口发痒

75. 肾综合征出血热常见的休克是
A. 原发性休克
B. 继发性休克
C. 出血性休克
D. 感染性休克
E. 过敏性休克

76. 艾滋病（AIDS）急性感染期最常见的表现是
A. 发热
B. 头痛
C. 腹泻
D. 皮疹
E. 淋巴结肿大

77. 对于流行性脑脊髓膜炎（流脑）和流行性乙型脑炎（乙脑）鉴别最有意义的是
A. 外周血白细胞计数明显增多
B. 脑膜刺激征明显
C. 高热、头痛、呕吐、昏迷
D. 皮肤瘀点或瘀斑
E. 发病季节

78. 伤寒患者腹痛的常见部位是
A. 右上腹

B. 右下腹
C. 左上腹
D. 左下腹
E. 脐周部位

79. 传染病的基本特征不包括
A. 感染后免疫
B. 病原体
C. 流行病学特征
D. 传染性
E. 遗传性

80. 伤寒肠穿孔多发生于
A. 病程的第1周，在小肠
B. 病程的第2周，在十二指肠
C. 病程的第3周，在回肠
D. 病程的第4周，在结肠
E. 恢复期，部位不定

81. 下列不属于普通型细菌性痢疾临床特征的是
A. 腹痛、腹泻明显
B. 急性高热
C. 便常规检查发现大量白细胞
D. 迅速发生休克，呼吸衰竭
E. 脑脊液检查正常

82. 流行性脑脊髓膜炎的主要传染源是
A. 患者和带菌者
B. 苍蝇
C. 鼠类
D. 污染水源
E. 病毒

83. 诊断霍乱不需要做的辅助检查是
A. 富集培养
B. 血清学检查
C. 粪便涂片染色
D. 特异性核酸检测
E. 悬滴试验

84. 下列有关医院感染的叙述，错误的是
A. 是指在医院内获得的感染
B. 出院之后的感染有可能是医院感染
C. 与上次住院有关的感染是医院感染
D. 入院时处于潜伏期的感染不是医院感染
E. 新生儿经胎盘获得的感染属医院感染

85. 医学伦理学的研究内容不包括以下哪项
A. 伦理学的产生、发展及其规律
B. 医学伦理学的基本原则、规范
C. 医学伦理学的基本理论
D. 医学道德的教育、评价和修养
E. 医学道德中的特殊问题

86. 医学道义论要求医师
A. 从医学自身规律和治疗疾病的内在要求出发，尽到一切医者应尽的职责
B. 尽到法律法规所要求的职责
C. 从良心出发尽职尽责
D. 从规则出发尽职尽责
E. 重视行为的后果

87. 医患之间的权利关系强调维护
A. 医师的权利
B. 医院院长的权利
C. 护士的权利
D. 患者的权利
E. 家属的权利

88. 保密原则的具体要求在必要时可以除外
A. 保护患者隐私
B. 保护家庭隐私
C. 告知家属必要信息
D. 不公开患者提出保密的不良诊断
E. 不公开患者提出保密的预后判断

89. 关于医德良心的作用，下列描述错误的是
A. 医德良心对医务人员的行为具有能动作用
B. 医德良心在行为前选择行为动机
C. 医德良心在行为中监控行为过程
D. 医德良心在行为后评估行为后果
E. 医德良心可以完全决定医务人员行为善恶

90. 在使用辅助检查时应遵循下述要求，但不包括
A. 严格掌握适应证
B. 广泛依赖辅助检查
C. 简单的检查先于复杂的检查
D. 应从实际需要决定做什么检查
E. 结合临床症状应用辅助检查

91. 在临床医学研究中要求对资料保密，以下哪一点不属于该范畴
A. 对研究资料严加保密
B. 对研究成果严加保密
C. 医师与患者之间的保密
D. 研究者与受试者之间的保密
E. 对患者姓名做保密处理

92. 医学道德评价中自身评价是医务人员
A. 对自己的心理感受所进行的反思
B. 对自己的职业行为所做的评价
C. 对周围同事的错误行为进行的批评
D. 对行业内的不正之风所进行的评价
E. 对所发生的医疗差错事故进行的分析

93. 不属于医学伦理学原则的是
A. 有利
B. 公正
C. 不伤害
D. 克己
E. 尊重

94. 根据《中华人民共和国医师法》，医师在执业活动中违反法律、法规、规章，造成医疗事故或者其他严重后果的，可给予以下处罚，除外
A. 责令改正
B. 警告
C. 降职
D. 吊销医师执业证书
E. 暂停六个月以上一年以下执业活动

95. 依法取得医师资格，但不从事医师职业而从事教学、科研的人员
A. 可以行医
B. 可以开业
C. 不必进行注册
D. 可在预防机构中执业
E. 可在保健预防机构中执业

96. 按《中华人民共和国医师法》规定，未注册取得执业证书者
A. 不得从事医师执业活动
B. 可以从事医师执业活动
C. 可以从事预防医疗业务
D. 可以从事保健医疗业务
E. 可以在医疗机构从事医疗业务

97. 受刑事处罚者申请执业医师注册时，要求自刑罚执行完毕满
A. 一年
B. 二年
C. 三年
D. 四年
E. 五年

98. 药品所标明的适应证或者功能主治超出规定范围属于
A. 可使用药品
B. 不能使用药品
C. 不合格药品
D. 假药
E. 劣药

99. 医疗机构药剂人员调配药剂时，应当凭
A. 国家药品标准
B. 执业医师的诊断证明
C. 执业助理医师医嘱
D. 执业医师或者执业助理医师处方
E. 执业药师的处方

100. 按照《处方管理办法》相关规定，处方是医师为患者开具的一种
A. 医疗诊断证明
B. 患者用药凭证的医疗文书
C. 用药的标准规范
D. 用药的技术规范
E. 资质证明文件

A_2 型选择题

答题说明

每道考题是以 1 个小案例出现的，其下面都有 A、B、C、D、E 5 个备选答案。请从中选择 1 个最佳答案。

101. 患者，女，30 岁。反复发作性呼吸困难、胸闷 2 年，3 天前受凉后咳嗽，咳少量脓痰，接着出现呼吸困难、胸闷，并逐渐加重。查体：无发绀，血压 135/90mmHg，呼气相延长，双肺广泛哮鸣音，肺底部有湿啰音。最可能的诊断为
A. 内源性支气管哮喘
B. 外源性支气管哮喘
C. 慢性喘息性支气管炎
D. 慢性阻塞性肺疾病
E. 心源性哮喘

102. 患者，男，57 岁。高血压病史 23 年，高血压性心脏病史 3 年，近半个月血压控制不理想，劳累后出现气短、呼吸困难，伴咳嗽、咳痰、心悸、交替脉等表现。应考虑出现的并发症是
A. 左心衰竭
B. 右心衰竭
C. 全心衰竭
D. 急性肺水肿
E. 肾衰竭

103. 患者，男，68 岁。原发性高血压病史

30余年，肾功能不全病史3年，现出现尿少、水肿，血肌酐441μmol/L。不能应用的降压药物是
A. 利尿药
B. 血管紧张素转换酶抑制药
C. 钙通道阻滞药
D. α受体阻断药
E. β受体阻断药

104. 患者，男，31岁。慢性腹泻3年，大便3～5次/日，常带少量脓血，多次大便培养阴性，纤维结肠镜检查见乙状结肠、直肠黏膜弥漫性充血，散在浅表溃疡。最可能的诊断是
A. 肠易激综合征
B. 克罗恩病
C. 慢性细菌性痢疾
D. 溃疡性结肠炎
E. 阿米巴痢疾

105. 患者，男，57岁。冠心病心绞痛病史10年，3天前突发剧烈胸痛、憋闷，大汗淋漓，烦躁不安。心电图上最支持急性心肌梗死的证据是
A. 宽而深的Q波
B. ST段抬高呈弓背向上型
C. T波倒置
D. ST段抬高呈弓背向下型
E. ST段下降

106. 患者，女，24岁。低热、腹胀4个月，伴体重减轻，停经。查体：全腹膨隆，未扪及包块，有移动性浊音。腹水检查：比重1.018，蛋白质37g/L，白细胞580×10^6/L，单核细胞0.80。最可能的诊断是
A. 肝炎后肝硬化（失代偿期）
B. 肝硬化并自发性腹膜炎
C. 原发性肝癌并腹膜转移
D. 结核性腹膜炎
E. 卵巢肿瘤

A_3 型选择题

答 题 说 明

以下提供若干个案例，每个案例下设3道考题。请根据题干所提供的信息，在每道考题下面的A、B、C、D、E 5个备选答案中选择1个最佳答案。

（107～109题共用题干）

患者，男，68岁。吸烟40余年，咳嗽、咳痰20余年，气急、呼吸困难3年余，2天前劳累后病情加重。查体：桶状胸，体温（T）37.0℃，脉搏（P）40次/分，双肺叩诊过清音，双肺下叶可闻及湿啰音。血白细胞计数（WBC）7.5×10^9/L，中性粒细胞（N）0.6。

107. 最可能的诊断为
A. 肺炎+支气管哮喘
B. COPD+慢性支气管炎
C. 急性呼吸窘迫综合征（ARDS）+支

气管哮喘

D. COPD+支气管哮喘

E. 肺炎+慢性支气管炎

108. 该患者最需要做的检查是

A. 肺功能检查

B. X 线检查

C. CT 检查

D. 支气管镜检查

E. 正电子发射断层显像（PET）检查

109. 下列治疗中错误的是

A. 高流量吸氧

B. 祛痰药

C. β_2 受体激动药

D. 抗胆碱药

E. 茶碱类药

（110～112 题共用题干）

患者，男，58 岁。外出途中突然头痛、眩晕，伴呕吐、走路不稳前来急诊。查体：血压 180/105mmHg，心率 62 次/分，双眼向右水平眼震，右手指鼻不准，右侧跟膝胫试验阳性。

110. 最可能的诊断是

A. 右小脑半球出血

B. 脑桥出血

C. 基底节区出血

D. 右枕叶出血

E. 右大脑梗死

111. 为进一步明确诊断，应采取的主要措施是

A. 脑血管造影

B. 详细追问有关病史

C. 脑电图

D. 头颅 CT

E. 脑脊液检查

112. 首先应采取的处理措施是

A. 快速静脉滴注地塞米松 10mg

B. 利血平降血压

C. 降低颅内压

D. 肌内注射苯巴比妥钠预防癫痫

E. 若 CT 示出血量达到 5ml，手术治疗

B_1 型选择题

答 题 说 明

以下提供若干组考题，每组考题共用在考题前列出的 A、B、C、D、E 5 个备选答案。请从中选择 1 个与问题关系最密切的答案。每个备选答案可能被选择 1 次、多次或不被选择。

（113～114 题共用备选答案）

A. 卫气
B. 宗气
C. 营气
D. 中气
E. 元气

113. 与语言、呼吸、心搏强弱有关的气是
114. 行于脉外具有慓疾滑利之性的气是

（115～116 题共用备选答案）

A. 肝
B. 心
C. 脾
D. 肺
E. 肾

115. “君主之官”指的是
116. “相傅之官”指的是

（117～118 题共用备选答案）

A. 肝、胆
B. 脾、胃
C. 心、肾
D. 肝、肾
E. 肝、肺

117. 与气机调节关系密切的是
118. “气机升降之枢”指的是

（119～120 题共用备选答案）

A. 青紫舌
B. 淡紫舌
C. 绛紫舌
D. 点刺舌
E. 瘦薄舌

119. 热毒炽盛，气血两燔证所见的舌象是
120. 阳气虚弱，气血运行不畅所见的舌象是

（121～122 题共用备选答案）

A. 虚脉
B. 微脉
C. 紧脉
D. 弱脉
E. 濡脉

121. 脉象极软而沉细是
122. 脉象浮而细软无力是

（123～124 题共用备选答案）

A. 腐苔
B. 黄腻苔
C. 积粉苔
D. 光滑苔
E. 水滑苔

123. 水湿内停的舌苔表现是
124. 湿热内阻的舌苔表现是

（125～126 题共用备选答案）
A. 相畏
B. 相须
C. 相使
D. 相恶
E. 相杀
125. 一种药物能减轻另一种药物的毒烈性，这种配伍关系是
126. 一种药物的毒烈性，能被另一种药物消除的配伍关系是

（127～128 题共用备选答案）
A. 利水通淋，宁心安神
B. 利湿去浊，祛风除痹
C. 利尿通淋，清肺止咳，凉血止血
D. 利水渗湿，泻热
E. 利湿退黄，止痒
127. 泽泻的功效是
128. 石韦的功效是

（129～130 题共用备选答案）
A. 川乌
B. 桑寄生
C. 木瓜
D. 威灵仙
E. 五加皮
129. 具有祛风除湿，温经止痛作用的药物是
130. 具有祛风湿，通络止痛，消骨鲠作用的药物是

（131～132 题共用备选答案）
A. 疏利肝胆
B. 升清阳
C. 疏肝解郁
D. 和解少阳
E. 透邪疏郁
131. 逍遥散中柴胡的配伍意义是
132. 小柴胡汤中柴胡的配伍意义是

（133～134 题共用备选答案）
A. 四逆散
B. 大柴胡汤
C. 痛泻要方
D. 蒿芩清胆汤
E. 半夏泻心汤
133. 和解少阳，内泻热结的方剂是
134. 透邪解郁，疏肝理脾的方剂是

（135～136 题共用备选答案）
A. 匙状甲
B. 指间关节呈梭形
C. 肢端肥大症
D. 爪形手
E. 杵状指
135. 尺神经损伤常出现的体征是
136. 垂体前叶肿瘤常出现的体征是

（137～138 题共用备选答案）
A. X 线检查
B. 数字减影血管造影
C. 超声检查
D. CT 检查
E. MRI 检查
137. 诊断骨折最常用的检查方法是
138. 诊断心脏和大血管病变最常用的检查方法是

（139～140 题共用备选答案）
A. 心肌炎
B. 主动脉瓣狭窄
C. 主动脉瓣关闭不全

D. 缩窄性心包炎
E. 甲状腺功能亢进症
139. 导致原发性心肌损害的疾病是
140. 导致心肌后负荷加重的疾病是

(141 ~142 题共用备选答案)
A. 抗甲状腺药
B. 无机碘液
C. 普萘洛尔
D. 放射性碘治疗
E. 手术治疗
141. 患者，女，50 岁。甲状腺功能亢进症状较轻，甲状腺中度肿大。治疗应选用
142. 患者，女，36 岁。甲状腺肿大压迫气管。治疗应选用

(143 ~144 题共用备选答案)
A. 皮肤瘀点涂片检查
B. 脑脊液常规
C. 细菌培养
D. 鲎溶解物试验
E. 抗体检测
143. 可确诊流脑的实验室检查是
144. 用于流脑早期诊断的检查是

(145 ~146 题共用备选答案)
A. 杯状病毒
B. 嗜肝 DNA 病毒
C. 缺陷病毒
D. 黄病毒
E. 微小 RNA 病毒
145. 乙肝病毒属于
146. 丙肝病毒属于

(147 ~148 题共用备选答案)
A. 杜绝对患者的有意伤害
B. 选择受益最大、损伤最小的治疗方案
C. 患者及家属无法实行知情同意时，医师可以行使家长权
D. 对患者一视同仁
E. 合理筛选肾脏移植手术者
147. 体现有利原则的是
148. 体现尊重原则的是

(149 ~150 题共用备选答案)
A. 在必要时可以采取停工、停业、停课等措施
B. 承担本单位及负责地段的传染病预防、控制和疫情管理工作
C. 作出对甲类传染病疫区实施封锁管理的决定
D. 承担责任范围内的传染病监测管理工作
E. 对违反《中华人民共和国传染病防治法》的行为给予行政处罚
149. 各级各类卫生防疫机构按照专业分工应
150. 各级各类医疗保健机构设立的预防保健组织或人员应

第一单元参考答案

1. A	2. C	3. B	4. A	5. E	6. C	7. A	8. A	9. C	10. C
11. D	12. B	13. B	14. D	15. C	16. E	17. A	18. B	19. C	20. B
21. E	22. E	23. D	24. A	25. D	26. D	27. C	28. B	29. A	30. D
31. A	32. B	33. E	34. B	35. D	36. B	37. D	38. A	39. A	40. A
41. A	42. E	43. C	44. A	45. B	46. E	47. E	48. E	49. C	50. D
51. B	52. C	53. E	54. D	55. E	56. A	57. E	58. B	59. B	60. B
61. E	62. E	63. C	64. E	65. A	66. E	67. B	68. D	69. C	70. D
71. A	72. B	73. E	74. B	75. A	76. A	77. D	78. B	79. E	80. C
81. D	82. A	83. D	84. E	85. A	86. A	87. D	88. C	89. E	90. B
91. B	92. B	93. D	94. C	95. C	96. A	97. B	98. D	99. D	100. B
101. A	102. A	103. B	104. D	105. A	106. D	107. B	108. A	109. A	110. A
111. D	112. C	113. B	114. A	115. B	116. D	117. E	118. B	119. C	120. A
121. D	122. E	123. E	124. B	125. E	126. A	127. D	128. C	129. A	130. D
131. C	132. D	133. B	134. A	135. D	136. C	137. A	138. C	139. A	140. B
141. A	142. E	143. B	144. A	145. B	146. D	147. B	148. C	149. D	150. B

240-2

2024全国中医执业助理医师资格考试模拟试卷（一）

（医学综合笔试部分）

第二单元

考试日期：20××年×月×日
考试时间：13：30～15：30

考生姓名：________
准考证号：________
考 场 号：________

中国协和医科大学出版社
北 京

A_1 型选择题

答 题 说 明

每道考题下面有 A、B、C、D、E 5 个备选答案，请从中选择 1 个最佳答案。

1. 实证感冒的治疗原则是
   A. 辛温发汗
   B. 辛凉清解
   C. 清暑解表
   D. 解表达邪
   E. 调和营卫

2. 外感风寒多见
   A. 咳声重
   B. 咳声清脆
   C. 咳声顿作
   D. 咳声如犬吠
   E. 咳声不扬

3. 肺胀的病理因素是
   A. 痰浊、水饮、外邪
   B. 痰浊、外邪、血瘀
   C. 痰浊、水饮、血瘀
   D. 痰浊、气滞、血瘀
   E. 痰浊、水饮、气滞

4. 心悸不论虚实，应酌情配伍的治法是
   A. 滋补肝肾
   B. 镇心安神
   C. 温补脾肾
   D. 补益心脾
   E. 培土生金

5. 下列各项中，属于痫病最重要的病理因素的是
   A. 风
   B. 气
   C. 痰
   D. 火
   E. 瘀

6. 用通窍活血汤治疗瘀血头痛，若头痛较剧，久痛不已，应加
   A. 半夏、陈皮
   B. 远志、茯神
   C. 全蝎、蜈蚣
   D. 当归、白芍
   E. 熟地黄、当归

7. 治疗噎膈痰气交阻证，应首选的方剂是
   A. 启膈散
   B. 通幽汤
   C. 沙参麦冬汤
   D. 补气运脾汤
   E. 玉枢丹

8. 治疗胃痛脾胃虚寒证，应首选的方剂是
   A. 小建中汤
   B. 理中丸
   C. 附子理中丸
   D. 良附丸
   E. 黄芪建中汤

9. 下列关于痢疾治疗原则的叙述，错误的是
   A. 忌过早补涩
   B. 热痢清之，寒痢温之

C. 分利小便
D. 寒热交错者清温并用
E. 初痢实则通之，久痢虚则补之

10. 治疗胃痞痰湿中阻证，应首选的方剂是
A. 二陈平胃汤
B. 保和丸
C. 枳术丸
D. 柴平汤
E. 三仁汤

11. 胁痛的治疗原则是
A. 疏肝理气止痛
B. 活血化瘀止痛
C. 清热化湿利胆
D. 养血柔肝止痛
E. 疏肝和络止痛

12. 治疗黄疸阴黄寒湿阻遏证，应首选
A. 麻黄连翘赤小豆汤
B. 栀子柏皮汤
C. 茵陈五苓散
D. 茵陈术附汤
E. 茵陈蒿汤

13. 治疗水肿湿热壅盛证，应首选的方剂是
A. 疏凿饮子
B. 木防己汤
C. 舟车丸
D. 己椒苈黄丸
E. 八正散

14. 治疗淋证之劳淋，应首选的方剂是
A. 左归丸
B. 右归丸
C. 八正散
D. 知柏地黄丸
E. 无比山药丸

15. 消渴的治疗原则是
A. 健脾补肾
B. 滋阴温阳
C. 滋阴清热，益气健脾
D. 清热润燥，养阴生津
E. 滋阴益气，活血化瘀

16. 治疗疔疮的代表方剂是
A. 五味消毒饮
B. 仙方活命饮
C. 托里消毒散
D. 普济消毒饮
E. 银翘解毒丸

17. 有头疽的整个病程为
A. 1 周
B. 2 周
C. 3 周
D. 4 周
E. 5 周

18. 颈痈的病因病机是
A. 风温、风热夹痰蕴结少阳、阳明之络
B. 风温毒邪客于肺胃，积热上蕴，夹痰凝结
C. 心脾湿热，火毒流于小肠，结于脐中，以致血凝毒滞而成
D. 湿热火毒蕴结，营气不从，逆于肉里
E. 湿热下注，壅遏不行，阻于脉络

19. 下列哪种疾病最易损坏筋膜
A. 蛇眼疔
B. 蛇头疔

C. 红丝疔
D. 锁口疔
E. 蛇肚疔

20. 下列哪项不是丹毒的临床特点
A. 病起缓慢，恶寒发热
B. 局部皮肤焮热肿胀，迅速扩大
C. 局部皮肤忽然变赤
D. 好发于小腿部
E. 容易复发

21. 乳痈初起的临床症状是
A. 始有乳房疼痛，继则结块，常伴有恶寒发热
B. 始有恶寒发热，继则乳房疼痛结块
C. 乳头破碎，痛如刀割
D. 始有乳房结块，继则疼痛，伴有恶寒发热
E. 皮肤红热，结块疼痛，伴有寒热

22. 下列哪项为乳痈成脓切开后引起乳漏的主要原因
A. 恣食肥甘
B. 脓毒壅盛
C. 未停止哺乳
D. 脓液引流不畅
E. 手术损伤乳腺导管

23. 乳腺检查的正确顺序是
A. 内上、外上、外下、内下、中央、腋窝及锁骨区
B. 外上、外下、内上、内下、中央、腋窝及锁骨区
C. 中央、内下、内上、外上、外下、腋窝及锁骨区
D. 外上、内上、外下、外上、中央、腋窝及锁骨区
E. 中央、腋窝及锁骨区、外上、内上、外下、外上

24. 治疗阴证疮疡的首选外敷药物是
A. 冲和膏
B. 阳和解凝膏
C. 疯油膏
D. 玉露膏
E. 太乙膏

25. 气瘿所属的中医证型为
A. 肝郁气滞证
B. 气滞痰凝证
C. 气阴两虚证
D. 风热痰凝证
E. 气滞血瘀证

26. 内痔的好发部位是
A. 截石位 3、7、11 点
B. 截石位 6、12 点
C. 截石位 3、9 点
D. 截石位 5、7 点
E. 截石位 2、5 点

27. 自皮肤肿起，按之浮软有弹性的属于
A. 气瘤
B. 血瘤
C. 筋瘤
D. 肉瘤
E. 骨瘤

28. 阴户的功能是
A. 排出月经的通道
B. 分泌带下的通道
C. 防御外邪入侵的第一道门户
D. 阴阳交合的器官
E. 娩出胎儿的路径

29. 产后红恶露持续
A. 3~4 天
B. 5~6 天
C. 7~8 天
D. 9~10 天
E. 11~12 天

30. 肾阴虚，冲任、胞宫胞脉失养，可导致的妇科疾病是
A. 月经后期
B. 月经过少
C. 闭经
D. 痛经
E. 经期延长

31. 产后三病是指
A. 呕吐、泄泻、盗汗
B. 尿失禁、缺乳、大便难
C. 血晕、发热、痉证
D. 病痉、病郁冒、大便难
E. 腹痛、恶露不下、发热

32. 治疗经行乳房胀痛肝肾亏虚证，应首选的方剂是
A. 一贯煎
B. 六味地黄丸
C. 左归丸
D. 沙参麦冬汤
E. 二至丸

33. 下列哪项不是月经先期肝郁血热证的主症
A. 经色淡，质稀
B. 月经提前 8 天
C. 经量或多或少
D. 心烦易怒
E. 口苦咽干

34. 带下过少的治疗原则重在
A. 除湿
B. 益气养血
C. 滋补肝肾之阴精
D. 疏肝养肝
E. 调理冲任

35. 下列各项，属崩漏虚热证经血特点的是
A. 经来无期，量多势急，血色鲜红
B. 经血非时而下，经色暗有血块
C. 经血淋漓不尽，血色淡，质清稀
D. 经血势多如崩，色淡红或淡暗，质清稀
E. 经血淋漓不尽，色淡红，质清稀

36. 经期延长的常见证候是
A. 气虚、血瘀、气滞
B. 血热、血瘀、血虚
C. 气虚、虚热、血瘀
D. 血热、肝郁、气虚
E. 气虚、血热、肾虚

37. 下列哪项是产后用药“三禁”
A. 活血、通便、消导
B. 大汗、峻下、利小便
C. 清热、凉血、滋阴
D. 祛寒、开郁、化瘀
E. 驱寒、凉血、化瘀

38. 痛经湿热瘀阻证的治法是
A. 健脾利湿，活血止痛
B. 化湿活血，化瘀止痛
C. 清热除湿，化瘀止痛
D. 疏肝健脾，化湿止痛
E. 健脾化湿，清热止痛

39. 下列各项中，不属于癥瘕主要病因的是
A. 气滞血瘀

B. 气虚血瘀
C. 痰湿瘀结
D. 湿热瘀阻
E. 肾虚血瘀

40. 按公式计算，5 个月婴儿的正常体重是
A. 5kg
B. 6. 5kg
C. 6. 8kg
D. 7kg
E. 7. 2kg

41. “脏腑娇嫩，形气未充”说明小儿体质特点是
A. 纯阳
B. 阴亏
C. 阳亢
D. 稚阴
E. 稚阴稚阳

42. 生理性胎黄的特点是
A. 黄疸常于生后 2～3 天出现
B. 黄疸常于生后 1 周内消退
C. 早产儿黄疸轻，消退早
D. 早产儿 24 小时内出现黄疸
E. 早产儿与足月产儿无明显差别

43. 察指纹的适用年龄是
A. 5 岁以内
B. 4～5 岁
C. 4 岁以内
D. 3～4 岁
E. 3 岁以内

44. 小儿感冒后容易出现睡卧不宁、惊惕抽风的症状，其病机是
A. 心常有余
B. 肺常不足
C. 肝常有余
D. 肾常不足
E. 脾常不足

45. 小儿咳嗽外感风寒证的主要症状是
A. 干咳无痰，咽痒声嘶
B. 咳嗽不爽，痰黄黏稠
C. 咳声重浊，痰白清稀
D. 咳声重浊，痰多壅盛，色白而稀
E. 咳嗽频作，声重咽痒，咳痰清稀

46. 治疗口疳应首选的方剂是
A. 肥儿丸
B. 石斛夜光丸
C. 泻心导赤散
D. 防己黄芪汤
E. 参苓白术散

47. 泄泻的基本治疗原则是
A. 清肠化湿
B. 消食化积
C. 祛风散寒
D. 运脾化湿
E. 健脾化湿

48. 下列各项中，不属小儿汗证病机的是
A. 肺卫不固
B. 营卫失调
C. 气阴亏虚
D. 阴阳失调
E. 湿热迫蒸

49. 急惊风的“四证”是指
A. 风、火、积、热
B. 风、痰、热、惊
C. 痰、积、惊、热
D. 惊、热、痰、火
E. 痰、火、积、热

50. 水痘愈后的皮肤特点是
A. 瘢痕
B. 大片脱皮
C. 脱屑伴色素沉着
D. 结痂后不留瘢痕
E. 色素沉着，无脱屑

51. 手足口病的好发年龄是
A. 6 个月至 1 岁
B. 1 ~2 岁
C. 5 岁以下
D. 3 ~6 岁
E. 6 ~9 岁

52. 在经络系统中，具有离、入、出、合循行特点的是
A. 十二经别
B. 奇经八脉
C. 十二经筋
D. 十二皮部
E. 十五络脉

53. 下列各项中，不属于远部选穴的是
A. 目赤选关冲
B. 胃痛选足三里
C. 耳聋选中渚
D. 咳嗽选中府
E. 头痛选至阴

54. 既是腑会穴，又是胃之募穴的是
A. 足三里
B. 胃俞
C. 中脘
D. 上巨虚
E. 天枢

55. 治疗肝阳上亢头痛应配用的是
A. 风门、列缺
B. 太溪、太冲
C. 中脘、丰隆
D. 血海、膈俞
E. 印堂、内庭

56. 治疗太阳头痛应配用的是
A. 天柱、后溪、昆仑
B. 率谷、外关、足临泣
C. 印堂、内庭、偏历
D. 太冲、内关、四神聪
E. 血海、膈俞、内关

57. 下列哪项不是灸法的治疗作用
A. 温经散寒
B. 扶阳固脱
C. 开窍泻热
D. 消瘀散结
E. 防病保健

58. 辨证为痛痹者，治疗应加用
A. 肾俞、关元
B. 大椎、曲池
C. 肝俞、太冲
D. 膈俞、血海
E. 阴陵泉、足三里

59. 在胸部没有穴位的经脉是
A. 手太阴肺经
B. 手少阴心经
C. 手厥阴心包经
D. 足少阴肾经
E. 足太阴脾经

A_2 型选择题

答题说明

每道考题是以 1 个小案例出现的，其下面都有 A、B、C、D、E 5 个备选答案。请从中选择 1 个最佳答案。

60. 患者，女，63 岁。反复发作气急痰鸣 30 余年。气短声低，自汗，怕风，常易感冒，倦怠无力，食少便溏，喉中时有轻度哮鸣，痰多质稀色白，舌质淡，苔白，脉细弱。其诊断是
A. 哮病缓解期肺脾气虚证
B. 喘证肺气虚耗证
C. 哮病缓解期肺肾两虚证
D. 哮病发作期风痰哮证
E. 喘证肾虚不纳证

61. 患者，男，42 岁。患肺痨 1 年，症见干咳少痰，痰中带血，胸痛，潮热颧红，咽干口燥，舌红，苔薄黄少津，脉细数。治疗应首选的方剂是
A. 清燥救肺汤
B. 百合固金汤
C. 沙参麦冬汤
D. 月华丸
E. 保真汤

62. 患者，男，28 岁。2 天来喘逆上气，息粗鼻扇，咳而不爽，痰吐稠黏，形寒身热，身痛无汗，口渴，苔薄黄，舌质红，脉浮数。其治疗应首选的方剂是
A. 麻黄汤
B. 小青龙汤
C. 麻杏石甘汤
D. 桑白皮汤
E. 三子养亲汤

63. 患者，女，25 岁。发热恶寒 1 天，无汗，头痛身痛，鼻塞声重，时流清涕，咽痒咳嗽，咳痰稀薄色白，舌苔薄白而润，脉浮紧。此病证的证机概要是
A. 风热犯表，热郁肌腠，卫表失和，肺失清肃
B. 暑湿遏表，湿热伤中，表卫不和，肺气不清
C. 气虚卫弱，风寒乘袭，气虚无力达邪
D. 阴亏津少，外受风热，表卫失和，津液不能作汗
E. 风寒外束，卫阳被郁，腠理闭塞，肺气不宣

64. 患者，女，69 岁。虚烦不寐，触事易惊，终日惕惕，胆怯心悸，伴气短自汗，倦怠乏力，舌淡，脉弦细。治疗此病证的首选方剂是
A. 安神定志丸合酸枣仁汤
B. 六味地黄丸合交泰丸
C. 安神定志丸合左归丸
D. 安神定志丸合右归丸
E. 天王补心丹

65. 患者，男，30 岁。昨日不慎受凉，今日突然呕吐，胸脘满闷，发热恶寒，头身疼痛，舌苔白腻，脉濡缓。其诊断是
A. 呕吐外邪犯胃证
B. 呕吐痰饮内阻证

C. 呕吐脾胃阳虚证
D. 感冒风寒证
E. 胃痞痰湿中阻证

66. 患者，女，25岁。反复里急后重、下痢赤白黏冻2年，下痢时发时止，迁延不愈，常因饮食不当、受凉、劳累而发，发时大便次数增多，夹有赤白黏冻，腹胀食少，倦怠嗜卧，舌质淡苔腻，脉虚数。其治疗应首选的方剂是
A. 连理汤
B. 桃花汤
C. 不换金正气散
D. 驻车丸
E. 香连丸

67. 患者，女，40岁。昨日晚上贪凉饮冷，今日早上出现腹泻，泄泻清稀如水样，脘闷食少，腹痛肠鸣，头痛，肢体酸痛，舌苔白腻，脉濡缓。其诊断是
A. 腹痛寒邪内阻证
B. 胃痛脾胃虚寒证
C. 泄泻寒湿内停证
D. 腹痛中虚脏寒证
E. 泄泻肾阳虚衰证

68. 患者，女，55岁。进行性吞咽困难伴消瘦1年，现症：食入格拒不下，入而复出，心烦口干，胃脘灼热，大便干结如羊屎，形体消瘦，皮肤干枯，小便短赤，舌质光红，干裂少津，脉细数。治疗此病证的治法是
A. 滋阴养血，润燥生津
B. 滋阴养血，破血行瘀
C. 开郁化痰，润燥降气
D. 温补脾肾
E. 清热凉血

69. 患者，男，60岁。久患胁痛，悠悠不休，遇劳加重，头晕目眩，口干咽燥，心中烦热，舌红少苔，脉弦细。治疗应首选的方剂是
A. 柴胡疏肝散
B. 逍遥散
C. 杞菊地黄丸
D. 一贯煎
E. 二阴煎

70. 患者，男，63岁。膏淋病久不已，反复发作，淋出如脂，涩痛不甚，形体日见消瘦，头昏无力，腰膝酸软，舌淡，苔腻，脉细无力。治疗应首选的方剂是
A. 膏淋汤
B. 金匮肾气丸
C. 补中益气汤
D. 七味都气丸
E. 程氏萆薢分清饮

71. 患者，男，76岁。排尿涩痛，数次出现排尿时突然中断，尿道窘迫疼痛，少腹拘急，一侧腰腹绞痛难忍，牵及外阴，尿中带血，舌红，苔薄黄，脉弦。治疗应首选的方剂是
A. 小蓟饮子
B. 补中益气汤
C. 程氏萆薢分清饮
D. 八正散
E. 石韦散

72. 患者，女，36岁。产后抑郁多年，长期自觉咽中有物梗塞，但无咽痛及吞咽困难，在心情愉快时，症状可减轻或消失，而当心情抑郁或注意力集中于咽部时，则梗塞感觉加重，苔白腻，脉弦滑。治疗本病应首选的方剂是
A. 柴胡疏肝散

B. 丹栀逍遥散
C. 五磨饮子
D. 半夏厚朴汤
E. 甘麦大枣汤

73. 患者，男，36 岁。2 日内数次便血，色红黏稠，大便不畅，腹痛，口苦，舌质红，苔黄腻，脉濡数。治疗本病应首选的方剂是
A. 清脏汤
B. 地榆散合槐角丸
C. 黄土汤
D. 归脾丸
E. 犀角地黄汤

74. 患者，女，68 岁。4 日前外感风寒后，自觉身体沉重而疼痛，甚则肢体浮肿，恶寒，无汗，伴咳喘，痰多白沫，胸闷，干呕，口不渴，苔白，脉弦紧。本病的诊断是
A. 痰饮
B. 支饮
C. 溢饮
D. 悬饮
E. 伏饮

75. 患者，男，31 岁。右侧颈部结块，形如鸡卵，皮色发红，触之疼痛，边界清楚。治疗原则应首选
A. 清热利湿，和营消肿
B. 清热利湿，和营托毒
C. 清热散风，化痰消肿
D. 清热解毒，和营消肿
E. 清热解毒，活血化瘀

76. 患者，女，36 岁。两大腿内侧有钱币形红斑 2 枚，自觉瘙痒，边界清楚，中央有自愈趋向，多在夏季加重。其诊断是
A. 紫白癜风
B. 圆癣
C. 多形红斑
D. 牛皮癣
E. 肥疮

77. 患者，男，43 岁。左前臂部有一肿块，呈扁平隆起，质地柔软，状如海绵，皮色略紫，按之肿块可缩小。其诊断是
A. 气瘤
B. 脂瘤
C. 筋瘤
D. 血瘤
E. 肉瘤

78. 患者，女，56 岁。头面部可见淡红色斑片，头皮瘙痒，头屑多，毛发干枯脱落，伴口干口渴，大便干燥，舌质偏红，舌苔薄白，脉细数。其证候是
A. 血热内蕴证
B. 风热血燥证
C. 肠胃湿热证
D. 心肾不交证
E. 血虚风燥证

79. 患者，男，28 岁。肛门部剧痛 2 天，肛缘可扪及肿物，表面色紫，触痛明显。应首先考虑的是
A. 肛裂
B. 肛旁皮下脓肿
C. 血栓性外痔
D. 肛管癌
E. 内痔嵌顿

80. 患者，男，75 岁。右侧阴囊红肿胀痛 2 天，拒按，伴右腹股沟淋巴结肿大，发热，口干喜冷饮，小便赤热，舌红苔

黄，脉弦数，诊为囊痈。治疗应首选的方剂是
A. 泻热汤
B. 八正散
C. 滋阴除湿汤
D. 导赤散
E. 五味消毒饮

81. 患者，男，50 岁。有双下肢筋瘤病史近 10 年。2 天前左小腿内侧出现质硬条索状柱，疼痛，局部皮肤发红，皮温升高，压痛明显，肢体沉重。考虑诊断为
A. 股肿
B. 青蛇毒
C. 筋瘤
D. 臁疮
E. 脱疽

82. 患者，女，30 岁。月经每提前八九天来潮，量多，色深红，质黏稠，伴心烦，面红口干，小便短黄，大便燥结，舌红，苔黄，脉数。其治法应是
A. 清热降火，凉血调经
B. 清肝解郁，凉血调经
C. 养阴清热，凉血调经
D. 补肾益气，固冲调经
E. 补脾益气，固冲调经

83. 患者，女，28 岁。月经先期，量少，色淡暗，质清稀；腰膝酸软，头晕耳鸣，面色晦暗，舌淡暗，苔白润，脉沉细。其证候是
A. 脾气虚证
B. 肾气虚证
C. 阳盛血热证
D. 肝郁血热证
E. 阴虚血热证

84. 患者，女，32 岁。月经先后无定期，量多，色淡质稀，神倦乏力，脘腹胀满，纳呆食少，舌淡，苔薄，脉缓。治疗应首选的方剂是
A. 温经汤
B. 归脾汤
C. 举元煎
D. 补中益气汤
E. 大补元煎

85. 患者，女，27 岁。月经量少，色暗淡，质清稀，腰膝酸软，头晕耳鸣，足跟痛，夜尿多，舌淡，脉沉弱。其证候是
A. 虚寒证
B. 血虚证
C. 气滞证
D. 血瘀证
E. 肾虚证

86. 患者，女，47 岁。月经紊乱，提前量少，经色鲜红；头晕目眩，耳鸣，阵发性烘热，汗出，五心烦热，腰膝酸痛，足跟疼痛，皮肤干燥、瘙痒，口干便结，尿少色黄，舌红，少苔，脉细数。应首先考虑的诊断是
A. 月经先期
B. 经行情志异常
C. 绝经前后诸证
D. 月经量少
E. 崩漏

87. 患者，女，28 岁。妊娠 10 周，阴道少量下血，色鲜红，腰酸，口干心烦，小便黄，大便秘结，舌红，苔黄，脉滑数。治疗应首选的方剂是
A. 清经散
B. 两地汤
C. 寿胎丸

D. 保阴煎
E. 胎元饮

88. 患者，女，31岁。停经55天，尿妊娠试验阳性，恶心、呕吐10天，食入即吐，口淡，脘痞腹胀，舌淡，苔白，脉缓滑无力。治疗应首选的方剂是
A. 大补元煎
B. 橘皮竹茹汤
C. 香砂六君子汤
D. 人参健脾汤
E. 生脉散合增液汤

89. 患儿，女，2岁。发热重，体温38.8℃，少汗，头痛，鼻塞，流浊涕，喷嚏，咳嗽，咽红肿痛，舌质红，苔薄黄，指纹浮紫。应首选的方剂是
A. 桑菊饮
B. 银翘散
C. 大柴胡汤
D. 荆防败毒散
E. 新加香薷饮

90. 患儿，男，4岁。壮热恶风，少汗，头痛，鼻塞流脓涕，咽红肿，口渴，小便短赤，大便秘结，舌苔糙而黄垢。治疗以银翘散为主方，还应加
A. 生石膏、知母
B. 大黄、玄明粉
C. 槟榔、莱菔子
D. 枳实、厚朴
E. 神曲、山楂

91. 患儿，男，10天。啼哭不安，不欲吮乳，口舌满布白屑，唇舌俱红，小便短赤。治疗应首选
A. 导赤散
B. 泻黄散
C. 竹叶石膏汤
D. 知柏地黄丸
E. 清热泻脾散

92. 患儿，男，8个月。因一次食入2个鸡蛋，并饮用一大杯牛奶而致呕吐，不思饮食，腹胀，啼哭不安，大便酸臭，舌苔厚腻。其诊断是
A. 厌食
B. 积滞
C. 呕吐
D. 疳积
E. 腹痛

93. 患儿，男，4岁。昨天外出游玩，今天舌边尖溃烂，色赤疼痛，饮食困难，心烦不安，口干欲饮，小便短赤，舌尖红，苔薄黄。治疗应首选的方剂是
A. 导赤散
B. 凉膈散
C. 泻心汤
D. 黄连解毒汤
E. 泻心导赤散

94. 患儿，男，6岁半。经常夜间遗尿，白天尿频量多，平素易感，面色少华，厌食，大便溏薄，舌淡苔白，脉沉无力。治疗应首选的方剂是
A. 菟丝子散
B. 导赤散
C. 缩泉丸合玉屏风散
D. 补中益气汤合缩泉丸
E. 桑螵蛸散

95. 患儿，男，5岁。突发脐周剧痛，频繁呕吐，呕吐物中可见1条蛔虫，腹部可扪及柔软可移动团块，大便干结，舌淡红，苔

白，脉弦数。治疗应首选的方剂是

A. 乌梅汤

B. 使君子汤

C. 附子理中汤

D. 驱蛔承气汤

E. 宣白承气汤

96. 患者，男，54岁。右面部疼痛2年，间断发作，呈闪电样剧痛，持续数秒，痛时面部抽搐，伴流泪、有灼热感，舌红，苔薄黄，脉浮数。治疗除主穴外，还应选取

A. 风池、列缺

B. 曲池、外关

C. 风池、太溪

D. 行间、内庭

E. 内关、三阴交

97. 患者，女，40岁。大便不通1周，伴腹中胀痛，胸胁痞满，苔薄腻，脉弦。治疗应选取的经脉是

A. 足阳明、足少阳经穴

B. 足阳明、足太阴经穴

C. 足阳明、手少阳经穴

D. 手阳明、足阳明经穴

E. 手阳明、足少阳经穴

98. 患者，男，24岁。头痛，以前额为主，阵阵发作，每遇风、受寒时疼痛加重，痛如锥刺，舌苔薄白，脉弦。治疗除主穴外，还应选取

A. 阳白、内庭

B. 太溪、太冲

C. 率谷、外关、足临泣

D. 四神聪、太冲、内关

E. 脾俞、足三里

99. 患者，女，55岁。寐而易醒，头晕耳鸣，腰膝酸软，五心烦热，舌红，脉细数。治疗除主穴外，还应选取

A. 行间、侠溪

B. 心俞、脾俞

C. 心俞、胆俞

D. 太溪、肾俞

E. 足三里、内关

100. 患者，女，40岁。因受寒而致颈项疼痛，以项背部疼痛为主，有明显压痛，低头加重，伴恶寒、头痛，舌淡红，苔薄白，脉弦紧。治疗除主穴外，还应选取

A. 申脉、外关

B. 肩髃、天宗

C. 内关、合谷

D. 风池、肩井

E. 大椎、束骨

A_3 型选择题

答题说明

以下提供若干个案例，每个案例下设 3 道考题。请根据题干所提供的信息，在每道考题下面的 A、B、C、D、E 5 个备选答案中选择 1 个最佳答案。

（101～103 题共用题干）

患者，男，73 岁。有慢性阻塞性肺疾病病史 10 余年。胸部膨满，短气喘息，稍劳即著，咳嗽痰多，色白黏腻或呈泡沫，畏风易汗，脘痞纳少，倦怠乏力，舌暗，苔薄腻，脉滑。

101. 其证候是
A. 痰热郁肺证
B. 痰浊壅肺证
C. 外寒里饮证
D. 阳虚水泛证
E. 肺肾气虚证

102. 其治法是
A. 温肾健脾，化饮利水
B. 涤痰，开窍，息风
C. 化痰降气，健脾益肺
D. 温肺散寒，化痰降逆
E. 清肺化痰，降逆平喘

103. 治疗应首选
A. 涤痰汤加减
B. 小青龙汤加减
C. 越婢加半夏汤或桑白皮汤加减
D. 真武汤合五苓散加减
E. 苏子降气汤合三子养亲汤加减

（104～106 题共用题干）

患者，女，78 岁。表情呆滞，沉默寡言，记忆减退，口齿含糊，伴腰膝酸软，食少纳呆，口涎外溢，舌质淡白，舌体胖大，苔白，脉沉细弱，双尺尤甚。

104. 其治法是
A. 填精益髓，醒脑开窍
B. 补肾健脾，益气生精
C. 补肾益髓，填精养神
D. 豁痰开窍，健脾化浊
E. 活血化瘀，开窍醒脑

105. 治疗应首选的方剂是
A. 人参养荣丸
B. 通窍活血汤
C. 还少丹
D. 七福饮
E. 涤痰汤

106. 若该患者兼有肌肉萎缩，可加
A. 天花粉、玉竹、麦冬
B. 紫河车、阿胶、黄芪
C. 陈皮、半夏、制南星
D. 石斛、生谷芽、生麦芽
E. 干姜、灶心土、白豆蔻

（107～109 题共用题干）

患者，女，38 岁。肢体关节疼痛不移，局限一处，遇寒则痛甚，得热则痛减，关节屈伸不利，舌质淡，苔薄白，脉弦紧。

107. 其诊断是
A. 痹证
B. 痿证

C. 厥证
D. 痉证
E. 痫证

108. 其辨证是
A. 着痹
B. 行痹
C. 痛痹
D. 风湿热痹
E. 痰瘀痹阻

109. 治疗应首选的方剂是
A. 白虎加桂枝汤
B. 乌头汤
C. 薏苡仁汤
D. 宣痹汤
E. 双合汤

(110～112 题共用题干)

患者，男，62 岁。患臁疮日久，现症见疮面苍白，肉芽色淡，周围皮色黑暗、板硬，肢体沉重，倦怠乏力，舌淡紫，苔白，脉细涩无力。

110. 其辨证是
A. 湿热下注证
B. 气虚血瘀证
C. 寒湿凝滞证
D. 气阴两虚证
E. 湿热毒盛证

111. 其治法是
A. 清热解毒，养阴活血
B. 清热利湿，活血通络
C. 益气活血，祛瘀生新
D. 清热利湿，和营解毒
E. 活血化瘀，和营消肿

112. 治疗应首选的方剂是
A. 二妙丸合五神汤
B. 补阳还五汤合四妙汤
C. 阳和汤
D. 桃红四物汤
E. 四妙勇安汤

(113～115 题共用题干)

患者，女，25 岁，已婚。近半年经来无期，经量时多时少，经期延长或时出时止，此次停经 2 个月后突然月经量多如泉涌，经色暗有血块，伴小腹疼痛，舌质紫暗，脉弦细。

113. 其诊断是
A. 肾气虚型崩漏
B. 肾阳虚型崩漏
C. 脾虚型崩漏
D. 血瘀型崩漏
E. 血热型崩漏

114. 其治法是
A. 活血化瘀，固冲止血
B. 清热凉血，固冲止血
C. 补肾益气，固冲止血
D. 滋肾益阴，固冲止血
E. 养阴清热，固冲止血

115. 治疗应首选的方剂是
A. 左归丸合二至丸
B. 逐瘀止血汤
C. 清热固经汤
D. 固本止崩汤
E. 参附汤

(116～118 题共用题干)

患儿，女，7 岁。反复发作咳嗽 2 年余。昨日突然咳嗽气促，喉间有哮鸣声，咳痰清稀色白，呈泡沫状，形寒无汗，口不渴，小便清长，大便溏薄，咽不红，舌质淡红，苔白滑，脉浮紧。

116. 其诊断是
A. 肺炎喘嗽
B. 顿咳
C. 哮喘
D. 咳嗽
E. 感冒

117. 其治法是
A. 清肺涤痰，止咳平喘
B. 辛温解表，宣肺化痰
C. 疏风散寒，宣肺止咳
D. 温肺散寒，涤痰定喘
E. 辛温宣肺，化痰止咳

118. 治疗应首选的方剂是
A. 麻杏石甘汤合苏葶丸
B. 小青龙汤合三子养亲汤
C. 华盖散
D. 定喘汤
E. 杏苏散

B_1 型选择题

答 题 说 明

以下提供若干组考题，每组考题共用在考题前列出的 A、B、C、D、E 5 个备选答案。请从中选择 1 个与问题关系最密切的答案。每个备选答案可能被选择 1 次、多次或不被选择。

（119～120 题共用备选答案）
A. 桑白皮汤
B. 麻杏石甘汤
C. 苏子降气汤
D. 定喘汤
E. 泻白散

119. 治疗热哮发作期，应首选
120. 治疗喘证痰热郁肺证，应首选

（121～122 题共用备选答案）
A. 保和丸
B. 失笑散合丹参饮
C. 柴胡疏肝散
D. 清中汤
E. 香苏散合良附丸

121. 治疗胃痛寒邪客胃证，应首选的方剂是
122. 治疗胃痛瘀血停胃证，应首选的方剂是

（123～124 题共用备选答案）
A. 头晕胀痛，遇烦劳郁怒而加重
B. 眩晕动则加剧，劳累即发
C. 眩晕日久不愈，腰酸膝软
D. 头重昏蒙，伴视物旋转
E. 头痛如刺

123. 眩晕痰湿中阻证的临床特点是
124. 眩晕气血亏虚证的临床特点是

（125～126 题共用备选答案）
A. 神效瓜蒌散
B. 二仙汤
C. 八珍汤
D. 人参养荣汤

E. 参苓白术散

125. 治疗乳岩正虚毒炽证，应首选的方剂是

126. 治疗乳岩气血两亏证，应首选的方剂是

(127～128 题共用备选答案)

A. 情志内伤
B. 肝肾不足
C. 脾胃不和
D. 气郁痰凝
E. 心脾两虚

127. 引发气瘿的主要因素是

128. 引发肉瘿的主要因素是

(129～130 题共用备选答案)

A. 中药内服
B. 针刺
C. 中药注射
D. 手术切除
E. 不予处理

129. 体积较小的无症状单发的肉瘤最宜采用的处理方法是

130. 肉瘤体积较大者最宜采用的处理方法是

(131～132 题共用备选答案)

A. 5% 碘酊
B. 紫金锭磨水外涂
C. 肥皂水
D. 1∶8000～1∶5000 高锰酸钾溶液
E. 1∶10 聚维酮碘溶液

131. 桑毛虫皮炎的外治，应选用

132. 蜂蜇皮炎的外治，应选用

(133～134 题共用备选答案)

A. 左归丸
B. 右归丸
C. 完带汤
D. 小营煎
E. 六味地黄丸

133. 治疗带下过少血枯瘀阻证，应首选的方剂是

134. 治疗带下过多脾虚证，应首选的方剂是

(135～136 题共用备选答案)

A. 苍附导痰丸合桂枝茯苓丸
B. 补肾祛瘀方
C. 大黄䗪虫丸
D. 香棱丸
E. 大黄牡丹汤

135. 治疗癥瘕痰湿瘀结证，应首选的方剂是

136. 治疗癥瘕湿热瘀阻证，应首选的方剂是

(137～138 题共用备选答案)

A. 产后恶露不绝
B. 产后身痛
C. 产后发热
D. 产后自汗
E. 产后缺乳

137. 产后营血亏虚，经脉失养可导致的病证是

138. 产后冲任不固，血海不宁可导致的病证是

(139～140 题共用备选答案)

A. 妊娠腹痛
B. 妊娠心烦
C. 妊娠肿胀
D. 胎气上逆
E. 子痫

139. 妊娠期，胸腹胀满，甚至喘急，疼痛，烦躁不安，名为
140. 妊娠期，心悸胆怯，烦闷不安，郁郁不乐，烦躁易怒，名为

（141～142题共用备选答案）
A. 痰黄黏稠
B. 痰黄腥臭
C. 干咳无痰
D. 痰黏量少
E. 痰白而稀
141. 寒性哮喘可见
142. 热性哮喘可见

（143～144题共用备选答案）
A. 大便稀薄，夹有残渣，泻后痛减
B. 便下急迫，便色黄褐，气味秽臭
C. 大便稀溏，色淡不臭，食后易泻
D. 大便清稀，完谷不化，澄彻清冷
E. 便稀多沫，臭气不重，肠鸣腹痛
143. 伤食泻症见
144. 脾肾阳虚泻症见

（145～146题共用备选答案）
A. 全身自汗或盗汗
B. 自汗为主，遍身汗出
C. 自汗为主，头肩背明显
D. 盗汗为主，常伴自汗
E. 自汗盗汗并重
145. 营卫不和汗出的特点是
146. 表虚不固汗出的特点是

（147～148题共用备选答案）
A. 曲池
B. 曲泽
C. 尺泽
D. 少海
E. 小海
147. 属于手少阴心经的腧穴是
148. 属于手太阴肺经的腧穴是

（149～150题共用备选答案）
A. 中脘、阴陵泉
B. 关元、命门
C. 风池、太冲
D. 心俞、神门
E. 照海、阴谷
149. 治疗绝经前后诸证烦躁失眠者，应选取的配穴是
150. 治疗绝经前后诸证纳少便溏者，应选取的配穴是

第二单元参考答案

1. D	2. A	3. C	4. B	5. C	6. C	7. A	8. E	9. C	10. A
11. E	12. D	13. A	14. E	15. D	16. A	17. D	18. A	19. E	20. A
21. A	22. E	23. A	24. B	25. A	26. A	27. A	28. C	29. A	30. D
31. D	32. A	33. A	34. C	35. A	36. C	37. B	38. C	39. B	40. B
41. E	42. A	43. E	44. C	45. E	46. C	47. D	48. D	49. B	50. D
51. C	52. A	53. D	54. C	55. B	56. A	57. C	58. A	59. B	60. A
61. B	62. C	63. E	64. A	65. A	66. A	67. C	68. A	69. D	70. E

71. E	72. D	73. B	74. C	75. D	76. B	77. D	78. B	79. C	80. A
81. B	82. A	83. B	84. B	85. E	86. C	87. D	88. C	89. B	90. B
91. E	92. B	93. E	94. D	95. D	96. B	97. C	98. A	99. D	100. E
101. B	102. C	103. E	104. B	105. C	106. B	107. A	108. C	109. B	110. B
111. C	112. B	113. D	114. A	115. B	116. C	117. D	118. B	119. D	120. A
121. E	122. B	123. D	124. B	125. C	126. D	127. A	128. D	129. E	130. D
131. A	132. B	133. D	134. C	135. A	136. E	137. B	138. A	139. D	140. B
141. E	142. A	143. A	144. D	145. B	146. A	147. D	148. C	149. D	150. A

240-1

2024 全国中医执业助理医师资格考试模拟试卷（二）

（医 学 综 合 笔 试 部 分）

第一单元

考试日期：20××年×月×日

考试时间：9：00～11：00

考生姓名：________

准考证号：________

考 场 号：________

中国协和医科大学出版社

北 京

A_1 型选择题

答题说明

每道考题下面有 A、B、C、D、E 5 个备选答案，请从中选择 1 个最佳答案。

1. 引起虚寒证的阴阳失调是
A. 阳偏盛
B. 阳偏衰
C. 阴偏盛
D. 阴偏衰
E. 阴盛则阳病

2. 昼夜分阴阳，属于“阴中之阴”的时间是
A. 上午
B. 中午
C. 下午
D. 前半夜
E. 后半夜

3. “阴阳之征兆”指的是
A. 寒与热
B. 水与火
C. 上与下
D. 内与外
E. 动与静

4. 五行学说指导诊断，面色发黑，脉象为沉，则病位在
A. 肝
B. 心
C. 脾
D. 肺
E. 肾

5. “通调水道”依赖于
A. 肺主司一身之气
B. 肺司呼吸之气
C. 肺朝百脉
D. 肺主治节
E. 肺气宣发肃降

6. 目的视物辨色功能主要取决于
A. 肾阳的蒸化
B. 肾阴的滋养
C. 肝血的充足
D. 脾气的健运
E. 肾中精气的充盈

7. 足厥阴肝经在内踝尖 8 寸以上分布于
A. 下肢内侧前缘
B. 下肢外侧前缘
C. 下肢内侧后缘
D. 下肢外侧中线
E. 下肢内侧中线

8. “血之余”是指
A. 毛
B. 爪
C. 发
D. 唇
E. 面

9. “在窍为二阴”的脏是
A. 肝

B. 心
C. 脾
D. 肺
E. 肾

10. 具有“升举内脏”功能，维持内脏位置相对稳定的脏是
A. 肝
B. 心
C. 脾
D. 肺
E. 肾

11. 胆的生理功能是
A. 受盛化物
B. 传化糟粕
C. 主持诸气
D. 受纳腐熟
E. 主决断

12. 激发和促进脏腑经络生理机能的是
A. 气的推动与调控作用
B. 气的温煦与凉润作用
C. 气的防御作用
D. 气的固摄作用
E. 气的中介作用

13. 上出息道的气是
A. 元气
B. 宗气
C. 营气
D. 卫气
E. 脏腑之气

14. “髓海”指的是
A. 骨
B. 胆
C. 髓
D. 脑
E. 女子胞

15. 面目一身俱黄，晦暗如烟熏者的临床意义是
A. 湿热熏蒸
B. 脾虚湿盛
C. 脾胃气虚
D. 肾虚水饮
E. 寒湿郁阻

16. 形瘦食多属
A. 形盛气虚
B. 形气有余
C. 阴虚火旺
D. 胃火亢盛
E. 脏腑精气衰竭

17. 舌有点刺色绛紫的临床意义是
A. 阴虚火旺
B. 热入营血
C. 气滞血瘀
D. 痰浊凝滞
E. 脾虚湿盛

18. 言语时有错乱，语后自知言错的临床意义是
A. 痰热扰心
B. 热扰心神
C. 心气虚弱
D. 脏气衰微
E. 宗气大虚

19. 下列属于心阴虚证和心血虚证共有症状的是
A. 心悸心烦

B. 失眠多梦
C. 口燥咽干
D. 面色淡白
E. 潮热盗汗

20. 尿后余沥不尽的临床意义是
A. 肾阴亏虚
B. 肾精亏虚
C. 肾气不固
D. 膀胱湿热
E. 肾虚水泛

21. 濡脉与弱脉的共同特点是
A. 脉细如线
B. 细而无力
C. 浮而无力
D. 迟而无力
E. 沉而无力

22. 下列各项中，不属于实证临床表现的是
A. 五心烦热
B. 大便秘结
C. 小便不通
D. 痰涎壅盛
E. 腹痛拒按

23. 肺气虚证咳嗽的临床表现是
A. 咳声不扬
B. 咳声清脆
C. 咳喘无力
D. 干咳无痰
E. 咳声紧闷

24. 脾肾阳虚证大便的性状表现是
A. 溏结不爽
B. 黄糜臭秽
C. 完谷不化
D. 稀水样便
E. 脓血便

25. 下列不属于心血虚证临床表现的是
A. 健忘
B. 心悸怔忡
C. 心中烦躁
D. 失眠多梦
E. 面色萎黄

26. 气短乏力，兼见月经量多，其病机是
A. 气血两虚
B. 气血失和
C. 气滞血瘀
D. 气不摄血
E. 气随血脱

27. 肺肾气虚证的临床表现是
A. 发热恶寒
B. 恶心呕吐
C. 眩晕头痛
D. 呼少吸多
E. 呼多吸少

28. 上以清肺，中以凉胃，下泻肾火的药物是
A. 黄柏
B. 栀子
C. 知母
D. 地骨皮
E. 生地黄

29. 既能清热解暑，又可截疟的药物是
A. 香薷
B. 黄芩

C. 青蒿
D. 柴胡
E. 滑石

30. 功可补脾养胃、生津益肺、补肾固涩的药物是
A. 太子参
B. 西洋参
C. 黄精
D. 山药
E. 五味子

31. 治疗胸胁饮停，风痰癫痫，应选用的善泻胸胁之水的药物是
A. 芒硝
B. 大黄
C. 甘遂
D. 牵牛子
E. 巴豆霜

32. 女贞子的功效是
A. 补益肝肾，益精明目
B. 补益肝肾，乌须明目
C. 补益肝肾，润肠通便
D. 补益肝肾，养血补心
E. 补益肝肾，清心安神

33. 桔梗的功效是
A. 润肺，止咳，下气，化痰
B. 宣肺，利咽，清肺，化痰
C. 宣肺，利咽，祛痰，排脓
D. 降气，止咳，祛痰，排脓
E. 降气，止呕，祛痰，排脓

34. 下列各项中，不属枳实主治病证的是
A. 食积停滞
B. 痰浊胸痹
C. 内脏下垂诸证
D. 热结便秘
E. 痰饮咳喘

35. 治疗痰伏胁下及皮里膜外者，应选用的药物是
A. 芥子
B. 竹茹
C. 天南星
D. 半夏
E. 细辛

36. 具有定惊安神、活血散瘀、利尿通淋功效的药物是
A. 朱砂
B. 磁石
C. 龙骨
D. 牡蛎
E. 琥珀

37. 仙方活命饮的功用是
A. 清热解毒，凉血散瘀
B. 清营解毒，透热养阴
C. 清肝泻火，降逆止呕
D. 消肿散坚，活血止痛
E. 清肺化痰，逐瘀排脓

38. 小青龙汤的功用是
A. 温肺化痰，止咳平喘
B. 解表散寒，温肺化饮
C. 宣肺降气，祛痰平喘
D. 温肺化痰，降气定喘
E. 解表化饮，降气平喘

39. 功用为益气生津、敛阴止汗的方剂是
A. 生脉散

B. 牡蛎散
C. 玉屏风散
D. 清暑益气汤
E. 白虎汤

40. 猪苓汤组成中含有的药物是
A. 泽泻，丹参
B. 茯苓，牡丹皮
C. 阿胶，白术
D. 滑石，山药
E. 茯苓，滑石

41. 以清肺润燥、益气养阴为主要功用的方剂是
A. 清暑益气汤
B. 白虎加人参汤
C. 养阴清肺汤
D. 桑杏汤
E. 清燥救肺汤

42. 清营汤主治证的热型是
A. 夜热早凉
B. 身热夜甚
C. 日晡潮热
D. 往来寒热
E. 皮肤蒸热

43. 主治痰涎壅肺、上实下虚之喘咳的方剂是
A. 止嗽散
B. 定喘汤
C. 麻杏石甘汤
D. 小青龙汤
E. 苏子降气汤

44. 生化汤除活血化瘀外，还具有的功用是
A. 滋阴养血
B. 补气温阳
C. 行气散结
D. 温经止痛
E. 疏肝解郁

45. 温经汤的功用是
A. 温经散寒，活血祛瘀
B. 活血化瘀，温经止痛
C. 活血祛瘀，散结止痛
D. 温经散寒，养血祛瘀
E. 温经散寒，养血通脉

46. 功用为泻热破瘀、散结消肿的方剂是
A. 十枣汤
B. 大承气汤
C. 小承气汤
D. 济川煎
E. 大黄牡丹汤

47. 消风散的功用是
A. 疏风养血，清热除湿
B. 祛风清热，养血活血
C. 祛风除湿，活血止痛
D. 祛风胜湿，益气养血
E. 祛风化痰，通络止痉

48. 以下哪组不是防风通圣散的组成药物
A. 荆芥、连翘
B. 川芎、当归
C. 大黄、芒硝
D. 桔梗、甘草
E. 半夏、干姜

49. 完带汤的组成药物中含有
A. 苍术、黄柏
B. 苍术、厚朴
C. 苍术、羌活

D. 苍术、白术
E. 苍术、川芎

50. 防己黄芪汤的功用是
A. 益气祛风，和血止痛
B. 健脾利水，祛风止痛
C. 利湿化浊，疏风止痛
D. 益气祛风，健脾利水
E. 补脾益肺，祛风止痛

51. 下列各项中，不属于独活寄生汤组成药物的是
A. 杜仲、牛膝、肉桂
B. 白术、羌活、川续断
C. 细辛、防风、秦艽
D. 杜仲、当归、生地黄
E. 人参、芍药、甘草

52. 下列各项中，可引起腹式呼吸增强的是
A. 急性腹膜炎
B. 膈肌麻痹
C. 腹水
D. 腹腔内巨大肿物
E. 胸腔疾病

53. 当实质性器官被含气组织覆盖时，其叩诊音为
A. 清音
B. 浊音
C. 实音
D. 鼓音
E. 过清音

54. 下列可以引起全身淋巴结肿大的疾病是
A. 急性化脓性扁桃体炎
B. 肺炎链球菌肺炎
C. 肺癌
D. 再生障碍性贫血
E. 系统性红斑狼疮

55. 空腹听诊，可出现振水音的疾病是
A. 肝硬化腹水
B. 结核性腹膜炎
C. 急性肠炎
D. 幽门梗阻
E. 肾病综合征

56. 查体出现“三偏”征，常见的病变部位是
A. 脑干
B. 脊髓
C. 内囊
D. 基底节
E. 脑皮质

57. 引起红细胞病理性绝对性增多的疾病是
A. 系统性红斑狼疮
B. 大面积烧伤
C. 肺源性心脏病
D. 脾功能亢进
E. 严重腹泻

58. 肺炎链球菌肺炎最易发生的并发症是
A. 感染性休克
B. 胸膜炎
C. 脓胸
D. 心肌炎
E. 脑膜炎

59. X 线钡餐检查诊断消化性溃疡的直接征象是
A. 黏膜呈锯齿状增粗

B. 有激惹及变形
C. 龛影
D. 充盈缺损
E. 胃壁蠕动减少呈皮革状

60. 治疗肝癌最有效的方法是
A. 放射治疗
B. 分子靶向治疗
C. 介入性治疗
D. 手术切除
E. 全身化疗

61. 诊断早期胃癌最重要的手段是
A. 癌胚抗原测定
B. 便潜血试验
C. 胃液分析
D. X 线钡剂检查
E. 胃镜检查

62. 慢性冠状动脉供血不足的心电图表现是
A. 病理性 Q 波
B. 窦性心动过缓
C. 频发期前收缩
D. ST 段呈水平型或下垂型压低
E. T 波高尖

63. 急性白血病的特异性体征为
A. 淋巴结肿大
B. 脾大
C. 胸骨中下段压痛
D. 贫血貌
E. 齿龈肿胀

64. 下列各项中，慢性肾小球肾炎的临床表现不包括
A. 血尿
B. 蛋白尿
C. 水肿
D. 管型尿
E. 高血压

65. 缺铁性贫血未治疗时，外周血的主要特点是
A. 红细胞计数减少最明显
B. 红细胞形态增大
C. 网织红细胞增多
D. 血红蛋白减少最明显
E. 血小板减少最明显

66. 关于类风湿关节炎关节表现的特点，错误的是
A. 关节功能障碍
B. 游走性疼痛
C. 晨僵
D. 关节畸形
E. 累及小关节

67. HIV 的感染途径不包括
A. 输血制品
B. 呼吸道传播
C. 母婴传播
D. 不洁注射
E. 性接触传播

68. 有关肝炎病毒血清学标志物的描述，错误的是
A. 慢性 HBV 感染，抗-HBc IgM 也可阳性
B. 抗-HAV IgM 阳性可诊断为急性 HAV 感染
C. HBsAg 阳性表明患者有传染性
D. 抗-HCV 阳性为 HCV 既往感染

E. 抗-HBs 是保护性抗体

69. 下列关于人感染高致病性禽流感临床表现的叙述，正确的是
A. 潜伏期一般为 1 周
B. 起病缓慢
C. 早期表现类似流感
D. 患者均有消化道症状
E. 大多无肺实变体征

70. 肾综合征出血热的三大主症是
A. 发热、出血、腓肠肌疼痛
B. 发热、出血、皮疹
C. 发热、出血、肾损害
D. 发热、出血、昏迷
E. 发热、出血、低血压

71. 下列有关乙脑极期瘫痪患者的叙述，错误的是
A. 常呈截瘫
B. 病理征阳性
C. 肌张力增高
D. 必有意识障碍
E. 深反射先亢进后消失

72. 关于艾滋病的诊断要素中，最有意义的是
A. 高危人群
B. 临床表现
C. 抗 HIV 抗体
D. $CD4^+/CD8^+$T 淋巴细胞比值
E. 机会性感染

73. 病毒性肝炎肝性脑病的主要原因是
A. 支链氨基酸增多
B. 血中 NH_3 增多
C. 血中 NH_4 增多
D. 高蛋白饮食
E. 感染

74. 减少肾综合征出血热病死率的关键在于
A. “三早一就”原则的落实
B. 防治休克和出血
C. 人工肾透析
D. 防治弥散性血管内凝血（DIC）
E. 防治并发症

75. 可用于流行性乙型脑炎早期诊断的实验室检查是
A. 病毒分离
B. 脑脊液检查
C. 血常规检查
D. 粪便常规检查
E. 特异性 IgM 抗体测定

76. 下列有关流感流行病学的叙述，错误的是
A. 潜伏期即有传染性
B. 可经日常生活接触传播
C. 各型之间无交叉免疫
D. 感染后对同型病毒免疫力持久
E. 人类普遍易感

77. 下列关于肾综合征出血热的描述，错误的是
A. 属于自然疫源性疾病
B. 鼠类为主要传染源
C. 高血容量综合征多发生于少尿期
D. 血液透析是少尿期治疗的有效手段
E. 发病机制和基本病变是弥散性血管内凝血

78. 流行性乙型脑炎最常见的并发症是
A. 支气管肺炎
B. 肺不张
C. 败血症
D. 尿路感染
E. 压疮

79. HIV 感染导致大量减少的细胞是
A. CD_8^+T 细胞
B. CD_4^+T 细胞
C. 单核细胞
D. NK 细胞
E. 粒细胞

80. 对伤寒的诊断和预后判断有参考意义的是
A. 白细胞计数减少
B. 肥达反应是否出现阳性
C. 动态观察嗜酸性粒细胞
D. 肝脾大的程度
E. 体温的高低

81. 伤寒慢性带菌者常见的带菌部位是
A. 血液
B. 肝脏
C. 肾脏
D. 胆囊
E. 胰腺

82. 伤寒患者解除隔离的标志是
A. 体温下降至正常
B. 血嗜酸性粒细胞恢复正常
C. 临床症状消失后大便培养连续 2 次阴性
D. 临床症状消失后 2 周
E. 自发病之日起已隔离满 2 周

83. 伤寒的主要病变部位在
A. 十二指肠
B. 小肠上段
C. 回肠下段
D. 乙状结肠
E. 直肠

84. 中毒型细菌性痢疾常见的主要临床表现是
A. 高热
B. 严重脓血便
C. 感染性休克
D. 吐泻不止
E. 惊厥

85. 临床诊治工作的基本道德原则是
A. 及时、准确、有效、择优、自主
B. 及时、准确、最优、保密、自主
C. 及时、准确、择优、尊重、保密
D. 及时、有效、最优、自主、保密
E. 及时、有效、择优、尊重、保密

86. 为维护医患之间相互信任的关系，医师必须做到以下几点，但应除外
A. 主动赢得患者信任
B. 珍惜患者的信任
C. 对患者所提要求言听计从
D. 努力消除误解
E. 对患者出现的疑虑尽量澄清

87. 对于所谓“久病成医”者，最适合采用何种模式
A. 主动-被动型
B. 指导-合作型

C. 共同参与型
D. 教士模式
E. 工程模式

88. 医疗审慎的积极作用的突出表现应该是
A. 有利于保护医师的利益
B. 有利于保护医院的利益
C. 有利于医疗质量的提高
D. 有利于促进医学的发展
E. 有利于保护国际关系的和谐

89. 医患之间正常的信托关系应该建立于哪一种关系之上
A. 上下级关系
B. 契约关系
C. 社会主义医德关系和法制关系
D. 亲属关系
E. 货币交易关系

90. 患者的知情同意权主要体现在
A. 了解医师的技术水平
B. 了解自己的健康状况
C. 了解医师的主要诊治手段
D. 了解医院的各项规章制度
E. 了解自己承担的社会责任

91. 在临床医学研究开始之前，必须要把研究方案提交到哪个部门进行审查
A. 医院党委
B. 科研处
C. 科研评定委员会
D. 伦理委员会
E. 患者所在病房的领导

92. 医德规范的本质是指
A. 医疗卫生行政官员对医务人员提出的基本道德要求
B. 医务人员对自己提出的基本道德要求
C. 患者对医务人员提出的基本道德要求
D. 医务人员在医学活动中的道德行为和道德关系普遍规律的反映
E. 患者在医学活动中的道德行为和道德关系普遍规律的反映

93. 张某自行学医并开设门诊，因违反诊疗护理常规致使患者死亡，追究其刑事责任的机关是
A. 管辖地人民法院
B. 卫生健康主管部门
C. 医疗事故鉴定委员会
D. 管辖地人民政府
E. 工商行政部门

94. 下述机构中的医师，不适用《中华人民共和国医师法》的是
A. 计划生育技术服务机构
B. 药品生产经营机构
C. 医疗机构
D. 预防机构
E. 保健机构

95. 接受《中华人民共和国医师法》调整的人群中，不包括
A. 卫生防疫站中的执业助理医师
B. 社区医疗站中的执业助理医师
C. 非法行医人员
D. 妇幼保健院中的执业医师
E. 中医院中的执业中医师

96. 每张处方常用量一般
A. 不得超过 7 天

B. 不得超过 5 天
C. 不得超过 3 天
D. 应为 2 天
E. 应为 3 天

97. 所开具的处方须经所在执业地点执业医师签字或加盖专用签章后有效的是
A. 执业医师
B. 执业助理医师
C. 实习医师
D. 见习医师
E. 进修医师

98. 违反《中华人民共和国传染病防治法》规定，造成甲类传染病传播或有传播严重危险的，依据《中华人民共和国刑法》规定应
A. 处二年以上有期徒刑或拘役
B. 处三年以下有期徒刑或拘役
C. 处二年以上七年以下有期徒刑
D. 处五年以上七年以下有期徒刑
E. 处七年以上有期徒刑

99. 变质的药品属于
A. 假药
B. 劣药
C. 不合格药品
D. 可回收药品
E. 召回药品

100. 卫生法律法规所涉及的民事责任主要形式是
A. 行政处罚
B. 刑事处罚
C. 损害责任
D. 赔偿损失
E. 侵害自由权

A_2 型选择题

答题说明

每道考题是以 1 个小案例出现的，其下面都有 A、B、C、D、E 5 个备选答案。请从中选择 1 个最佳答案。

101. 患者，女，30 岁。10 年前患风湿热。查体：心尖部闻及舒张期隆隆样杂音，X 线显示左心房增大。应首先考虑的是
A. 二尖瓣关闭不全
B. 二尖瓣狭窄
C. 主动脉瓣关闭不全
D. 主动脉瓣狭窄
E. 肺动脉瓣狭窄

102. 患者，男，24 岁。心悸、气促 10 年，常咯血，梨形心，心尖区舒张期隆隆样杂音，P_2 亢进，S_1 亢进，有开瓣音。治疗首选
A. 瓣膜置换术
B. 阿托品

C. 毛花苷 C
D. 抗利尿激素
E. 二尖瓣单纯分离术

103. 患者，女，67 岁。血压 160/96mmHg，伴气促及下肢水肿，心率 80 次/分。下列降压药中，效果最好的是
A. 卡托普利
B. 美托洛尔
C. 硝苯地平
D. 呋塞米
E. 特拉唑嗪

104. 患者，女，30 岁。因月经量多 1 年，出现贫血表现，拟诊断为缺铁性贫血，可作为缺铁依据的检查结果是
A. 血清铁蛋白<12μg/L
B. 总铁结合力>64. 4μmmol/L
C. 血清铁<8. 9μmmol/L
D. 转铁蛋白饱和度<15%
E. 游离红细胞原卟啉（FEP）> 4. 5μg/gHb

105. 患者，女，40 岁。3 个月来消瘦，怕热，多汗，失眠，心悸，易怒，并常有饥饿感，大便次数增多，黏液便。血压 140/60mmHg，巩膜无黄染，甲状腺轻度大，两肺（-），律齐，心率 124 次/分，可闻及期前收缩，肝脾未触及。考虑是
A. 糖尿病
B. 肺结核
C. 甲状腺功能亢进症
D. 神经症性障碍
E. 冠心病

106. 患者，男，45 岁。身高 171cm，体重 85kg。口服葡萄糖耐量试验后血糖结果：空腹血糖 6. 7mmol/L，1 小时血糖 9. 8mmol/L，2 小时血糖 7. 0mmol/L。结果符合
A. 正常曲线
B. 空腹血糖受损
C. 1 型糖尿病
D. 2 型糖尿病
E. 糖耐量减低

A_3 型选择题

答 题 说 明

以下提供若干个案例，每个案例下设 3 道考题。请根据题干所提供的信息，在每道考题下面的 A、B、C、D、E 5 个备选答案中选择 1 个最佳答案。

（107 ~ 109 题共用题干）

患者，男，68 岁。间断咳嗽、咳痰 10 余年，活动性气短 2 年。曾行胸部 X 线片检查：双肺纹理增粗、紊乱，膈肌低平。吸烟史 40 年，1 包/日，已戒烟 3 年。

107. 为明确该患者是否为慢性阻塞性肺疾病，宜采取的检查措施为
A. 胸部高分辨率 CT

B. 血气分析

C. 支气管黏膜活检

D. 肺功能检查

E. 痰培养

108. 该患者血气分析：pH 7.37，PaO_2 65mmHg，$PaCO_2$ 42mmHg，引起该患者血气分析异常最主要的机制是

A. 肺泡通气量下降

B. 通气/血流比值失衡

C. 弥散功能下降

D. 肺内分流

E. 膈肌疲劳

109. 下列心电图改变强烈提示慢性肺源性心脏病的是

A. P 波增宽，有切迹

B. 右束支传导阻滞

C. $V_1 \sim V_4$ 导联 ST-T 改变

D. 胸前导联顺钟向转位

E. $V_5 \sim V_6$ 导联 ST 段压低

（110～112 题共用题干）

患者，男，43 岁。反复水肿 5 年伴恶心、呕吐 1 周。查体：血红蛋白 80g/L，血压 155/110mmHg，尿蛋白（++），颗粒管型 2～3 个/高倍视野，尿比重 1.010～1.012。

110. 应立即做的检查是

A. 血胆固醇检测

B. 血肌酐、尿素氮检测

C. 24 小时尿蛋白定量

D. 肝功能检查

E. 乙肝病毒病原学检查

111. 为了解该患者双侧肾脏是否已缩小，应首选下列哪种检查

A. CT

B. B 超

C. 发射计算机断层显像（ECT）

D. 静脉肾盂造影

E. 同位素肾图

112. 首先考虑的诊断是

A. 肝炎后肝硬化

B. 原发性高血压

C. 肾病综合征

D. 慢性肾盂肾炎

E. 慢性肾小球肾炎

B_1 型选择题

答题说明

以下提供若干组考题，每组考题共用在考题前列出的 A、B、C、D、E 5 个备选答案。请从中选择 1 个与问题关系最密切的答案。每个备选答案可能被选择 1 次、多次或不被选择。

（113～114 题共用备选答案）

A. 风邪
B. 寒邪
C. 暑邪
D. 湿邪
E. 燥邪

113. 易侵犯上部的是
114. 易侵犯下部的是

（115～116 题共用备选答案）

A. 肝
B. 心
C. 脾
D. 肺
E. 肾

115. “生痰之源”指的脏是
116. “贮痰之器”指的脏是

（117～118 题共用备选答案）

A. 传化物而不藏，故实而不能满
B. 传化物而不藏，故满而不能实
C. 藏精气而不泻，故满而不能实
D. 藏精气而不泻，故实而不能满
E. 藏精气而不满，故泻而不能藏

117. 符合五脏功能特点的描述是
118. 符合六腑功能特点的描述是

（119～120 题共用备选答案）

A. 青色、赤色
B. 青色、黑色
C. 黄色、黑色
D. 赤色、白色
E. 赤色、黑色

119. 主瘀血证的面色有
120. 主水湿内停证的面色有

（121～122 题共用备选答案）

A. 流利圆滑，如珠走盘
B. 端直以长，如按琴弦
C. 首尾端直，超过本位
D. 脉短如豆，滑数有力
E. 紧张有力，如转绳索

121. 滑脉的脉象是
122. 弦脉的脉象是

（123～124 题共用备选答案）

A. 舌强硬红绛少津
B. 舌强硬语言謇涩
C. 舌强硬舌苔厚腻
D. 舌痿软淡白无华
E. 舌痿软红绛少苔

123. 气血两虚多见
124. 邪热炽盛多见

（125～126 题共用备选答案）

A. 解表散寒，行气宽中，解鱼蟹毒

B. 祛风解表，消肿排脓

C. 发汗解表，温经通脉，助阳化气

D. 发汗解表，温中止呕，温肺止咳

E. 祛风解表，胜湿止痛，止痉

125. 桂枝的功效是

126. 紫苏的功效是

（127～128 题共用备选答案）

A. 补血，活血

B. 补血，柔肝

C. 补血，润肺

D. 补血，敛阴

E. 补血，润肠

127. 白芍的功效是

128. 阿胶的功效是

（129～130 题共用备选答案）

A. 清热解毒，利湿

B. 清热解毒，凉血消斑

C. 清热解毒，凉血散肿

D. 清热解毒，消肿散结，疏散风热

E. 清热解毒，疏散风热，凉血止痢

129. 金银花具有的功效是

130. 连翘具有的功效是

（131～132 题共用备选答案）

A. 黄芪

B. 茯苓

C. 当归

D. 白术

E. 柴胡

131. 补中益气汤的组成药物中不含

132. 逍遥散的组成药物中不含

（133～134 题共用备选答案）

A. 导赤散

B. 玉女煎

C. 清胃散

D. 黄连解毒汤

E. 普济消毒饮

133. 具有利水养阴作用的方剂是

134. 具有疏风散邪作用的方剂是

（135～136 题共用备选答案）

A. 清音

B. 过清音

C. 实音

D. 浊音

E. 鼓音

135. 气胸患者病变部位的叩诊音为

136. 大量胸腔积液患者病变部位的叩诊音为

（137～138 题共用备选答案）

A. 真性红细胞增多症

B. 大面积烧伤

C. 急性白血病

D. 急性失血性贫血

E. 糖尿病酮症酸中毒

137. 引起网织红细胞减少的疾病是

138. 引起网织红细胞明显增多的疾病是

（139～140 题共用备选答案）

A. 棕红色黏痰

B. 白色泡沫样黏痰

C. 粉红色泡沫样痰

D. 铁锈色黏痰

E. 灰白色浆液痰

139. 急性心力衰竭患者常见的痰液性状是

140. 慢性心力衰竭患者常见的痰液性质是

（141～142 题共用备选答案）

A. 淡黄色漏出液
B. 血性腹水
C. 乳糜液
D. 草绿色渗出液
E. 淡黄色渗出液

141. 肝硬化腹水检查的一般表现是
142. 肝硬化癌变时腹水的特征是

（143～144 题共用备选答案）

A. 病原体被清除
B. 隐性感染
C. 潜伏性感染
D. 病原携带状态
E. 显性感染

143. 感染过程的表现中最易识别的是
144. 感染过程的表现中最常见的是

（145～146 题共用备选答案）

A. 高热、头痛、皮下出血
B. 高热、表情淡漠、相对缓脉
C. 高热、咳嗽、呼吸困难
D. 高热、腹痛、脓血便
E. 高热、抽搐、意识障碍

145. 人感染高致病性禽流感的临床表现是
146. 流行性脑脊髓膜炎的临床表现是

（147～148 题共用备选答案）

A. 有限的移植器官供体如何分配给需要者
B. 有些器官移植是在亲属间进行的
C. 用确认脑死亡患者的器官施行器官移植术
D. 器官移植者的人格完整有待改善
E. 器官移植的前景未达到全球的合作

147. 涉及“公正”伦理原则的是
148. 符合“有利而不伤害”伦理原则的是

（149～150 题共用备选答案）

A. 经资格认定取得执业证书，取得开展诊疗活动的资格
B. 经注册取得执业证书才具备合法行医条件
C. 经医学本科学历教育，具备申请医师资格考试的基本条件
D. 申请经批准发给执业证书，具备医师行业准入资格
E. 经相应职称评审发给执业证书，取得相应的专业职称系列资格

149. 执业医师资格考试合格后，必须
150. 执业医师资格考试合格后，即可依法

第一单元参考答案

1. B	2. D	3. B	4. E	5. E	6. C	7. E	8. C	9. E	10. C
11. E	12. A	13. B	14. D	15. E	16. D	17. B	18. C	19. B	20. C
21. B	22. A	23. C	24. C	25. C	26. D	27. E	28. C	29. C	30. D
31. C	32. B	33. C	34. E	35. A	36. E	37. D	38. B	39. A	40. E
41. E	42. B	43. E	44. D	45. D	46. E	47. A	48. E	49. D	50. D
51. B	52. E	53. B	54. E	55. D	56. C	57. C	58. A	59. C	60. D
61. E	62. D	63. C	64. D	65. D	66. B	67. B	68. D	69. C	70. C

71. A	72. C	73. B	74. A	75. E	76. D	77. E	78. A	79. B	80. C
81. D	82. C	83. C	84. C	85. A	86. C	87. C	88. C	89. C	90. C
91. D	92. D	93. A	94. B	95. C	96. A	97. B	98. B	99. A	100. D
101. B	102. E	103. D	104. A	105. C	106. B	107. D	108. C	109. D	110. B
111. B	112. E	113. A	114. D	115. C	116. D	117. C	118. A	119. B	120. C
121. A	122. B	123. D	124. A	125. C	126. A	127. B	128. C	129. E	130. D
131. B	132. A	133. A	134. E	135. E	136. C	137. C	138. D	139. C	140. B
141. A	142. B	143. E	144. B	145. C	146. A	147. A	148. C	149. B	150. D

240-2

2024全国中医执业助理医师资格考试模拟试卷（二）

（医学综合笔试部分）

第二单元

考试日期：20××年×月×日
考试时间：13：30～15：30

考生姓名：________
准考证号：________
考 场 号：________

中国协和医科大学出版社
北 京

A_1 型选择题

答 题 说 明

每道考题下面有 A、B、C、D、E 5 个备选答案，请从中选择 1 个最佳答案。

1. 治疗咳嗽，应以治肺为主，还应注意治
A. 肝、脾、肾
B. 心、肝、肾
C. 心、脾、肾
D. 心、肝、脾
E. 肝、胃、肾

2. 治疗冷哮的主方是
A. 三子养亲汤
B. 射干麻黄汤
C. 定喘汤
D. 二陈汤
E. 苏子降气汤

3. 饮犯胸肺之痰的特点是
A. 痰脓腥臭
B. 痰稠黄胶结
C. 痰少黏稠难出
D. 痰如白沫量多
E. 痰稀薄多沫或痰白而黏

4. 肺痿的特征性症状是
A. 咳吐浊唾涎沫、气短
B. 胸部膨满，憋闷如塞
C. 咳嗽、咳血、潮热、盗汗
D. 咳大量脓血痰
E. 胸胁饱满，咳唾引痛

5. 胸痹的辨证，应首辨的要点是
A. 标本虚实
B. 病情轻重
C. 寒热虚实
D. 脉象变化
E. 外感内伤

6. 心悸心虚胆怯证的特点是
A. 心悸烦躁，善惊痰多
B. 心悸善惊，坐卧不安
C. 惊悸眩晕，胸闷喘憋
D. 心悸怵惕，心痛胸闷
E. 虚烦而悸，耳鸣腰酸

7. 不寐的治疗原则为
A. 先治其标，后治其本
B. 益气养血，补益肝肾
C. 补虚泻实，调整阴阳
D. 清热化痰，安神定志
E. 补虚扶正，充髓养脑

8. 眩晕的证候分类中，不包括的是
A. 肝阳上亢证
B. 瘀血阻窍证
C. 气血两虚证
D. 肾精不足证
E. 肝火上炎证

9. 治疗狂证痰热瘀结证，应首选
A. 顺气导痰汤
B. 越鞠丸
C. 生铁落饮
D. 琥珀养心丹
E. 癫狂梦醒汤

10. 泄泻的辨证要点中，首先要辨别的是
A. 辨泻下之物
B. 辨暴泻与久泻
C. 辨有无腹痛
D. 辨脏腑定位
E. 辨外感内伤

11. 治疗气虚秘首选的方剂是
A. 麻子仁丸
B. 生脉饮
C. 黄芪汤
D. 当归补血汤
E. 济川煎

12. 阳水之风水相搏证的治法是
A. 疏风清热，宣肺行水
B. 宣肺解毒，利湿消肿
C. 健脾化湿，温阳利水
D. 温运脾阳，以利水湿
E. 分利湿热，攻下逐水

13. 以小腹胀满疼痛，小便涩滞，淋漓不宣为特征的病证是
A. 热淋
B. 血淋
C. 石淋
D. 气淋
E. 劳淋

14. 虚寒痢的治法是
A. 补中益气，健脾升阳
B. 温补脾肾，收涩固脱
C. 养阴和营，清肠止痢
D. 温化寒湿，调气和血
E. 温中补虚，清热化湿

15. 引起着痹最主要的外邪是
A. 风邪
B. 寒邪
C. 湿邪
D. 热邪
E. 燥邪

16. 蝼蛄疖好发于
A. 儿童头部
B. 儿童项后
C. 儿童背部
D. 儿童臀部
E. 产妇头部

17. 走黄与内陷病机的主要区别是
A. 正气盛衰
B. 邪毒盛衰
C. 毒入血分或气分
D. 内攻脏或腑
E. 邪气外感或内生

18. 下列哪一项不属于疖的特点
A. 色红、灼热、疼痛
B. 突起根浅
C. 肿势局限
D. 范围多在 2cm 以下
E. 易脓、易溃、易敛

19. 颜面疔疮治宜下列何法为主
A. 散风清热
B. 泻火解毒
C. 凉血清热
D. 清热解毒
E. 和营解毒

20. 乳痈切开排脓的切口应该是
A. 切口尽量大
B. 切口宜高
C. 纵切口
D. 横切口

E. 按乳络方向

21. 治疗乳岩冲任失调证，应首选的方剂是
A. 神效瓜蒌散合开郁散
B. 二仙汤合开郁散
C. 八珍汤合开郁散
D. 人参养荣汤合开郁散
E. 参苓白术散合开郁散

22. 关于乳癖肿块的特点，不正确的是
A. 可单侧发生
B. 质地中等
C. 多伴有压痛
D. 与皮肤粘连
E. 活动度好

23. 乳痈初起，证属肝气不舒，胃热壅滞。内治应首选
A. 逍遥散
B. 透脓散
C. 四妙汤
D. 瓜蒌牛蒡汤
E. 牛蒡解肌汤

24. 甲状腺炎在中医称为
A. 瘿
B. 瘿痈
C. 石瘿
D. 瘿瘤
E. 甲状腺疾病

25. 石瘿的好发年龄为
A. 儿童期
B. 青春期
C. 20~30 岁
D. 30~40 岁
E. 40 岁以上

26. 治疗气瘿应首选
A. 海藻玉壶汤
B. 四海舒郁丸
C. 开郁散
D. 逍遥散
E. 桃红四物汤

27. 失荣后期首选的方剂是
A. 化坚二陈丸合开郁散
B. 阳和汤
C. 黄连解毒汤合化坚二陈丸
D. 八珍汤合四妙汤
E. 顺气归脾丸

28. 下列各项中，不属于胞宫功能的是
A. 主行月经
B. 娩出胎儿
C. 分泌带液
D. 排泄恶露
E. 种子育胎

29. 下列除哪项外，均是玉门的别称
A. 胞门
B. 阴门
C. 产门
D. 子门
E. 龙门

30. 脾失统摄，冲任不固可导致的妇科疾病是
A. 经间期出血
B. 带下过多
C. 经行吐衄
D. 滑胎
E. 经期延长

31. 经行吐衄肺肾阴虚证的治法是
A. 清肝调经

B. 滋阴养肺
C. 滋养肝肾
D. 健脾摄血
E. 滋阴降火

32. 下列月经病的治疗，错误的是
A. 重在治本调经
B. 分清先病和后病
C. 急则治标，缓则治本
D. 顺应不同年龄阶段论治
E. 多用辛温暖宫之品

33. 治疗带下过多阴虚夹湿证，应首选的方剂是
A. 五味消毒饮
B. 内补丸
C. 龙胆泻肝汤
D. 止带方
E. 知柏地黄汤

34. 治疗闭经阴虚血燥证，应首选的方剂是
A. 保阴煎
B. 加减一阴煎
C. 两地汤
D. 清经散
E. 六味地黄丸

35. 下列各项中，属妊娠恶阻脾胃虚弱证临床表现的是
A. 呕吐清涎或痰涎
B. 呕吐酸腐
C. 呕吐酸水或苦水
D. 干呕或呕吐血性物
E. 呕吐黄水

36. 下列各项中，不属于月经先期肾气虚证临床表现的是
A. 腰膝酸软
B. 头晕耳鸣
C. 面色晦暗
D. 经量或多或少
E. 色淡红，质清稀

37. 下列各项中，不属于产后病病因病机的是
A. 瘀血内阻
B. 元气受损
C. 亡血伤津
D. 素体亏虚
E. 外感六淫或饮食房劳所伤

38. 下列各项中，不属于痛经常见病因的是
A. 气滞血瘀
B. 阴虚血热
C. 寒凝血瘀
D. 肾气亏损
E. 湿热瘀阻

39. 治疗急性盆腔炎热毒炽盛证，应首选的方剂是
A. 仙方活命饮
B. 银甲丸
C. 五味消毒饮合大黄牡丹汤
D. 五味消毒饮
E. 大黄牡丹汤

40. 不属于小儿正常断奶季节的是
A. 春季
B. 酷暑
C. 初秋
D. 深秋
E. 初冬

41. 下列不属于胎黄病机的是
A. 脾胃湿热
B. 寒湿内蕴

C. 肺失通调
D. 肝失疏泄
E. 气滞血瘀

42. 鹅口疮好发于
A. 新生儿
B. 幼儿
C. 学龄前儿童
D. 学龄儿童
E. 青春期儿童

43. 新生儿牙龈上有白色斑点斑块，见于
A. 上皮珠
B. 乳牙
C. 口疮
D. 丹痧
E. 鹅口疮

44. 小儿肺炎喘嗽的主要治疗原则是
A. 开肺化痰，止咳平喘
B. 辛温宣肺，化痰止咳
C. 清热涤痰，开肺定喘
D. 清热解毒，泻肺开闭
E. 辛凉宣肺，化痰止咳

45. 治疗哮喘肺肾阴虚证，应首选的方剂是
A. 六味地黄丸
B. 杞菊地黄丸
C. 麦味地黄丸
D. 知柏地黄丸
E. 桂附地黄丸

46. 治疗汗证气阴亏虚证的首选方剂是
A. 生脉散
B. 知柏地黄丸
C. 玉屏风散
D. 牡蛎散
E. 桂枝汤

47. 与病毒性心肌炎发病关系密切的脏腑是
A. 心脾
B. 心肝
C. 心肺
D. 心肾
E. 肺脾

48. 下列各项中，不属于急惊风四大基本治法的是
A. 清热
B. 养阴
C. 豁痰
D. 镇惊
E. 息风

49. 急性肾小球肾炎（阳水）水肿最先出现的部位是
A. 腰部
B. 面部
C. 踝部
D. 胫骨前
E. 眼睑

50. 水痘的好发年龄是
A. 1 岁以内
B. 1 ~ 4 岁
C. 6 ~ 9 岁
D. 10 ~ 12 岁
E. 儿童时期任何年龄

51. 手足口病的主要病位是
A. 肺卫
B. 脾胃
C. 脾肾
D. 肺脾

E. 肺胃

52. 属于脏，循行分布于上肢内侧和胸腹的是
A. 奇经八脉
B. 手三阴经
C. 手三阳经
D. 足三阴经
E. 足三阳经

53. 下列各项中，不属于期门穴主治病证的是
A. 胸胁胀痛
B. 呕吐、腹胀
C. 奔豚气
D. 乳痈
E. 癃闭、遗尿

54. 位于小腿内侧，胫骨内侧髁下缘与胫骨内侧缘之间的凹陷中的腧穴是
A. 曲泉
B. 地机
C. 阳陵泉
D. 足三里
E. 阴陵泉

55. 头维穴所属的经脉是
A. 足少阳胆经
B. 足阳明胃经
C. 足太阳膀胱经
D. 手阳明大肠经
E. 手少阳三焦经

56. 在小腿外侧，外踝尖上 8 寸，胫骨前肌外缘；条口旁开 1 寸处的穴位是
A. 丰隆
B. 地机
C. 解溪
D. 上巨虚
E. 足三里

57. 上巨虚穴位于小腿外侧，犊鼻与解溪连线上，犊鼻穴下
A. 3 寸
B. 4 寸
C. 5 寸
D. 6 寸
E. 8 寸

58. 下列不属于丰隆穴主治病证的是
A. 头痛、眩晕
B. 咳嗽痰多
C. 腹胀、便秘
D. 下肢痿痹
E. 虚劳诸症

59. 既可治疗肠胃病证又可治疗妇科疾病的腧穴是
A. 迎香
B. 天枢
C. 地仓
D. 颊车
E. 攒竹

A_2 型选择题

答 题 说 明

每道考题是以 1 个小案例出现的，其下面都有 A、B、C、D、E 5 个备选答案。请从中选择 1 个最佳答案。

60. 患者，男，45 岁。发热 1 天，微恶风，汗少，肢体酸重，头昏重胀痛，咳嗽痰黏，鼻流浊涕，心烦口渴，渴不多饮，胸闷脘痞，泛恶，腹胀便溏，舌苔薄黄而腻，脉濡数。其治疗应首选的方剂是
A. 银翘散
B. 加减葳蕤汤
C. 荆防达表汤
D. 新加香薷饮
E. 参苏饮

61. 患者，女，45 岁。喘而胸满闷塞，咳嗽，痰多黏腻色白，咳吐不利，兼有呕恶，食少，口黏不渴，舌苔白腻，脉象滑。其诊断是
A. 喘证痰浊阻肺证
B. 咳嗽痰湿蕴肺证
C. 哮病风痰哮证
D. 肺胀痰浊壅肺证
E. 喘证痰热郁肺证

62. 患者，男，56 岁。喉中哮鸣有声，胸膈烦闷，呼吸急促，喘咳气逆，咳痰不爽，痰黏色黄，烦躁、发热、恶寒、无汗、身痛、口干欲饮，大便偏干、舌苔白腻，舌尖边红，脉弦紧。治疗此病证应首选的方剂是
A. 定喘汤
B. 小青龙加石膏汤
C. 三子养亲汤
D. 射干麻黄汤
E. 平喘固本汤

63. 患者，男，75 岁。反复咳喘 22 年。胸部膨满，喘息气粗，烦躁，目胀睛突，痰黄，黏稠难咳，身热微恶寒，有汗不多，口渴欲饮，溲赤，便干，舌边尖红，苔黄腻，脉滑数。其治疗应首选的方剂是
A. 苏子降气汤
B. 越婢加半夏汤
C. 三子养亲汤
D. 二陈平胃散
E. 清金化痰汤

64. 患者，男，60 岁。心悸怔忡，健忘失眠，多梦，面色不华，舌质淡，脉细。其治法是
A. 滋阴养心
B. 滋补肝肾
C. 益气养阴
D. 养血安神
E. 清胃泻火

65. 患儿，女，5 岁。反复脘闷不舒 5 年，脘腹满闷，时轻时重，纳呆便溏，神疲乏力，少气懒言，舌质淡，苔薄白，脉细弱。治疗应首选的方剂是
A. 二陈平胃汤
B. 补中益气汤

C. 一贯煎
D. 黄连温胆汤
E. 香砂六君子汤

66. 患者，男，49 岁。头痛且空，眩晕耳鸣，腰膝酸软，神疲乏力，滑精，舌红少苔，脉细无力。其治疗应首选的方剂是
A. 天麻钩藤饮
B. 通窍活血汤
C. 加味四物汤
D. 当归补血汤
E. 大补元煎

67. 患者，女，45 岁。久病崩漏，大便秘结，数日一行，面色无华，唇甲色淡，头晕心悸，舌淡，脉细。治疗应首选的方剂是
A. 润肠丸
B. 五仁丸
C. 归脾汤
D. 更衣丸
E. 麻子仁丸

68. 患者，女，34 岁。痢下赤白清稀，无腥臭，或为白冻，甚则滑脱不禁，肛门坠胀，便后更甚，腹部隐痛，缠绵不已，喜按喜温，形寒畏冷，四肢不温，食少神疲，腰膝酸软，舌淡，苔薄白，脉沉细而弱。治疗应首选的方剂是
A. 白芍汤
B. 桃花汤合真人养脏汤
C. 驻车丸
D. 葛根芩连汤
E. 芍药汤

69. 患者，女，53 岁。1 年来身目俱黄，黄色晦暗，神疲乏力，脘腹痞胀，纳谷减少，大便不实，舌淡苔腻，脉濡缓。该病证的治法是
A. 健脾养血，利湿退黄
B. 调和肝脾，理气助运
C. 利湿化浊运脾
D. 温中化湿，健脾和胃
E. 疏肝理气，活血化瘀

70. 患者，男，40 岁。小便点滴不畅，烦渴欲饮，咽干咳嗽，呼吸急促，舌红，苔薄黄，脉数。治疗应首选的方剂是
A. 八正散
B. 导赤散
C. 沉香散
D. 代抵当丸
E. 清肺饮

71. 患者，男，76 岁。既往有慢性咳嗽病史 20 余年。自觉胸胁疼痛，咳唾引痛 2 年。近期痛势逐渐减轻，而呼吸困难加重，咳逆气喘，息促不能平卧，一侧肋间胀满，舌苔白，脉沉弦。治疗本病应首选的方剂是
A. 小青龙汤
B. 椒目瓜蒌汤合十枣汤
C. 香附旋覆花汤
D. 柴枳半夏汤
E. 金匮肾气丸合苓桂术甘汤

72. 患者，女，29 岁。咳吐大量脓痰，如米粥，腥臭异常，胸中烦满而痛，身热面赤，烦渴喜饮。舌苔黄腻，舌质红，脉滑数。此病证的治法是
A. 疏风散热，清热化痰
B. 清肺解毒，化瘀消痈
C. 滋阴润肺
D. 排脓解毒
E. 清热养阴，益气补肺

73. 患者，男，29 岁。有痫证史 5 年。平素头晕头痛，痛有定处，颜面口唇青紫，舌质暗红有瘀斑，舌苔薄白，脉涩。此病证的治法是
A. 活血化瘀，息风通络
B. 清热泻火，化痰开窍
C. 涤痰息风，开窍定痫
D. 平肝潜阳，清火息风
E. 化痰祛湿，健脾和胃

74. 患者，女，30 岁。郁证，咽中不适，如有物梗阻，咯之不出，吞之不下，胸中窒闷，舌苔白腻，脉弦滑。其证候是
A. 气郁化火
B. 肝气郁结
C. 气滞痰郁
D. 痰浊上扰
E. 忧郁伤神

75. 患者，女，27 岁。剖宫产术后 4 天。左下肢胀痛 1 天，查体可见左下肢肿胀，皮色红，皮温升高。首先考虑的诊断为
A. 股肿
B. 青蛇毒
C. 筋瘤
D. 臁疮
E. 脱疽

76. 患者，男，33 岁。患白疕，发病较久，皮疹多呈斑片状，颜色淡红，鳞屑减少，干燥皲裂，自觉瘙痒，伴口干，舌质淡红，苔少，脉沉细。其治法是
A. 清热泻火，凉血解毒
B. 清利湿热，解毒通络
C. 活血化瘀，解毒通络
D. 养血滋阴，润肤息风
E. 清热凉血，解毒消斑

77. 患者，男，50 岁。1 周前项后发际处突发一肿块，红肿热痛，渐渐加剧，其后出现多个粟米样脓头，部分溃破溢脓。其治法是
A. 凉血祛风，行瘀通络
B. 凉血清热，解毒利湿
C. 和营托毒，清热利湿
D. 清热解毒，活血通络
E. 养阴清热，托毒透邪

78. 患者，男，28 岁。左肩部可及 5cm×3cm×3cm 的肿物，质地软，呈分叶状，推之可移，无明显压痛，局部皮色正常，病史已有 5 年。应首先考虑的是
A. 肉瘤
B. 气瘤
C. 脂瘤
D. 血瘤
E. 骨瘤

79. 患儿，男，10 岁。8 月上旬前额部出现红肿结块，约 2cm×2cm，中央有脓头未溃，疼痛拒按，伴口渴便秘，尿短赤。舌苔黄腻，脉滑数。治疗应首选
A. 五味消毒饮
B. 仙方活命饮
C. 清暑汤
D. 防风通圣散
E. 黄连解毒汤

80. 患者，女，45 岁。双乳肿块疼痛 10 余年，平素体弱，神疲倦怠，短气乏力，腰膝酸软，畏寒肢冷，月经失调。查双乳腺体增厚，于多个象限可触及片块结节，质韧，活动可，与皮肤无粘连，压痛，乳头有少量清水样溢液，舌淡苔白，脉沉细。其中医诊断及证型考虑为
A. 乳癖冲任失调证

B. 乳疠肝郁痰凝证
C. 乳岩正虚毒恋证
D. 乳核血瘀痰凝证
E. 乳痨肝肾不足证

81. 患者，男，37 岁。有冶游史，2 天前出现尿道口红肿，伴溢脓，污染内裤，晨起时重，尿道涂片可见革兰阴性球菌，诊断为淋病。该患者属于以下证候中的
A. 肝经郁热证
B. 脾虚湿蕴证
C. 气滞血瘀证
D. 湿热毒蕴证
E. 阴虚毒恋证

82. 患者，女，30 岁。月经提前，量多，经色深红，质稠，经行不畅，有块；时有少腹胀痛，乳房胀痛，口苦咽干，经期烦躁易怒，舌红，苔薄黄，脉弦数。治疗应首选的方剂是
A. 丹栀逍遥散
B. 两地汤
C. 保阴煎
D. 固阴煎
E. 清经散

83. 患者，女，23 岁。月经周期延后，量少，色暗有块，小腹冷痛拒按，得热痛减；畏寒肢冷，面色青白；舌质淡暗，苔白，脉沉紧。其证候是
A. 气滞证
B. 肾虚证
C. 实寒证
D. 痰湿证
E. 虚寒证

84. 患者，女，27 岁。经行涩少，色紫暗，有血块；小腹胀痛，血块排出后胀痛减轻；舌紫暗，脉沉涩。治疗应首选的方剂是
A. 丹栀逍遥散
B. 血府逐瘀汤
C. 少腹逐瘀汤
D. 桃红四物汤
E. 乌药汤

85. 患者，女，37 岁。经乱无期，停经数月后暴下不止，血色淡暗，质稀；面色晦暗，肢冷畏寒，腰膝酸软，小便清长，夜尿多，眼眶暗；舌淡暗，苔白润，脉沉细无力。其治法是
A. 益气健脾，止血调经
B. 温肾益气，固冲止血
C. 补肾滋阴，调经止崩
D. 补肾益气，固冲止血
E. 滋阴养肝，止血调经

86. 患者，女，38 岁。近半年来，月经 23 ~ 25 天一行，量少、色红、质稠，持续 12 ~ 14 天，咽干，潮热，舌红少苔，脉细数。应首先考虑的是
A. 漏下
B. 经期延长
C. 月经量少
D. 月经先期
E. 绝经前后诸证

87. 患者，女，31 岁。经期或经后小腹冷痛，喜按，得热则舒，经量少，经色暗淡，腰腿酸软，小便清长。舌淡胖，苔白润，脉沉。治疗应首选的方剂是
A. 温经散寒汤
B. 膈下逐瘀汤
C. 少腹逐瘀汤
D. 温经汤（《金匮要略》）
E. 温经汤（《妇人大全良方》）

88. 患者，女，35岁。产后乳汁少，乳汁稀薄，乳房柔软无胀感；面色少华，倦怠乏力；舌淡苔薄白，脉细弱。治疗应首选的方剂是
A. 下乳涌泉散
B. 通乳丹
C. 漏芦散
D. 八珍汤
E. 补中益气汤

89. 患儿，男，1岁。面色萎黄，困倦无力，不思乳食，食则饱胀，呕吐酸馊，大便溏薄酸臭。治疗应首选
A. 参苓白术散
B. 四君子汤
C. 健脾丸
D. 保和丸
E. 消乳丸

90. 患儿，女，3岁。近2天来因外出游玩，回来即见发热，哭闹不安，口颊、齿龈见多个溃疡，口臭流涎，舌质红，苔薄黄。其证候是
A. 心火上炎证
B. 风热乘脾证
C. 心脾积热证
D. 虚火上浮证
E. 肝胆湿热证

91. 患儿，男，3岁。体重13kg，自入幼儿园2个月来，厌食，面色少华，偶尔多食后则脘腹饱胀，恶心，精神尚可，二便调，舌苔薄腻。其治法是
A. 消食导滞，理气行滞
B. 健脾益气，开胃助运
C. 滋脾养胃，佐以助运
D. 疏肝开郁，理气助运
E. 调和脾胃，运脾开胃

92. 患儿，男，4岁。发病节气是秋季。咳嗽痰少，鼻燥咽干，口干欲饮，咽痒痛，皮肤干燥，伴低热、鼻塞、咽痛，大便干，舌质红，苔少乏津，脉浮数。其证候是
A. 风寒咳嗽证
B. 风热咳嗽证
C. 风燥咳嗽证
D. 痰热咳嗽证
E. 痰湿咳嗽证

93. 患儿，女，2岁。感冒，症见发热轻，咳嗽重，微恶寒，有汗头痛，鼻塞流涕，咽红，舌苔薄黄，脉浮稍数。适用的方剂是
A. 桂枝汤
B. 麻黄汤
C. 银翘散
D. 桑菊饮
E. 桑杏汤

94. 患儿，女，2岁。因腹泻3个月余入院，近3个月来，泄泻不止，食入即泻，粪质清稀，完谷不化，有时脱肛，形寒肢冷，面色白，精神萎靡，寐时露睛，舌淡苔白，脉微细。治法是
A. 补脾温肾
B. 健脾益气
C. 温中健脾
D. 健脾和胃
E. 健脾化湿

95. 患儿，男，7岁。感冒2周未愈，乏力，时觉胸痛，间见憋气，纳差，便调，咽红，咳嗽，苔黄，脉数。查心电图示

Ⅱ、aVF、V_5 导联 T 波倒置，血肌酸激酶同工酶（CK-MB）升高。治疗应首选的方剂是
A. 银翘散
B. 失笑散
C. 生脉散
D. 葛根芩连汤
E. 桂枝甘草龙骨牡蛎汤

96. 患者，男，34 岁。腰部冷痛重着，拘挛不可俯仰，舌淡，苔白，脉紧。针灸治疗除阿是穴、大肠俞、委中外，还应选取
A. 膈俞、次髎
B. 命门、腰阳关
C. 肾俞、足三里
D. 肾俞、太溪
E. 悬钟、申脉

97. 患者，女，36 岁。1 周来头晕目眩，伴胸胁胀闷，舌红，脉弦。治疗应首选
A. 脾俞、足三里、气海、百会
B. 丰隆、中脘、内关、头维
C. 胃俞、丰隆、太冲、期门
D. 风池、肝俞、行间、侠溪
E. 百会、肾俞、悬钟、太溪

98. 患者，女，68 岁。哮喘多年，喘促气短，动则喘甚，汗出肢冷，舌淡，脉沉细。治疗除手太阴经穴外，还应选取
A. 足太阴、任脉穴
B. 足太阴、足少阴经穴
C. 足厥阴、督脉穴
D. 足少阴、背俞穴
E. 足少阴、督脉穴

99. 患者，女，55 岁。冬日受寒，肢体关节走窜疼痛，此起彼伏，痛无定处，动则痛甚，痛处皮色不变，无活动受限。治疗取穴是
A. 合谷、太冲，配局部穴
B. 肾俞、关元，配局部穴
C. 足三里、商丘，配局部穴
D. 大椎、曲池，配局部穴
E. 膈俞、血海，配局部穴

100. 患者，女，26 岁。每至经期出现腹痛，痛势绵绵，月经色淡，量少，伴面色苍白，倦怠无力，舌淡，脉细弱。治疗除三阴交、关元、足三里外，宜选取
A. 太冲、血海
B. 关元、归来
C. 太冲、气海
D. 太溪、肾俞
E. 气海、脾俞

A_3 型选择题

答题说明

以下提供若干个案例，每个案例下设 3 道考题。请根据题干所提供的信息，在每道考题下面的 A、B、C、D、E 5 个备选答案中选择 1 个最佳答案。

（101～103 题共用题干）

患者，女，23 岁。因天气变化，起居不慎而外感，症见身热恶风，汗出不畅，头胀痛，咳嗽，痰黄黏，咽喉肿痛，口渴，舌苔微黄，脉浮数。

101. 其辨证的证型及治疗的首选方剂分别是
A. 暑湿伤表证，新加香薷饮
B. 风寒束表证，荆防败毒散
C. 阴虚感冒，加减葳蕤汤
D. 气虚感冒，参苏饮
E. 风热犯表证，银翘散或葱豉桔梗汤

102. 如患者患消渴多年，素体阴亏，兼见少汗心烦，口干痰少，间或盗汗、失眠，眼干涩，舌红少苔而干，脉细，其治法是
A. 祛暑解表
B. 辛温解表
C. 滋阴解表
D. 辛凉解表
E. 益气解表

103. 此时治疗应首选的方剂是
A. 桑菊饮
B. 香薷饮
C. 止嗽散
D. 银翘散
E. 加减葳蕤汤

（104～106 题共用题干）

患者，男，38 岁。胸闷反复发作 2 年。此次因情志不遂而诱发，心胸满闷，隐痛阵发，时欲太息，胃脘胀闷，得嗳气或矢气则舒，苔薄腻，脉细弦。

104. 其治法是
A. 通阳泄浊，豁痰宣痹
B. 活血化瘀，通脉止痛
C. 疏肝理气，活血通络
D. 辛温散寒，宣通心阳
E. 益气养阴，活血通脉

105. 治疗应首选
A. 瓜蒌薤白半夏汤合涤痰汤加减
B. 血府逐瘀汤加减
C. 枳实薤白桂枝汤合当归四逆汤加减
D. 柴胡疏肝散加减
E. 生脉散合人参养荣汤加减

106. 若气郁日久化热，心烦易怒，口干便秘，舌红苔黄，脉弦数者，治疗应选
A. 瓜蒌薤白半夏汤合涤痰汤加减
B. 血府逐瘀汤加减
C. 丹栀逍遥散
D. 参附汤合右归饮加减
E. 柴胡疏肝散加减

（107～109 题共用题干）

患者，男，56 岁。反复呕吐 3 年，加重 2 个月。饮食稍多即吐，时作时止，面色

晄白，倦怠乏力，喜暖恶寒，四肢不温，大便溏薄，舌质淡，脉濡弱。

107. 其辨证是
A. 食滞内停证
B. 痰饮内阻证
C. 肝气犯胃证
D. 脾胃气虚证
E. 脾胃阳虚证

108. 其治法是
A. 消食化滞，和胃降逆
B. 温中化饮，和胃降逆
C. 疏肝理气，降逆止呕
D. 健脾益气，和胃降逆
E. 温中健脾，和胃降逆

109. 治疗应首选的方剂是
A. 保和丸
B. 小半夏汤合苓桂术甘汤
C. 四七汤
D. 香砂六君子汤
E. 理中汤

（110～112 题共用题干）

患者，男，45 岁。便时出血 2 个月，色鲜红，量多，伴有块物自肛门内脱出，能自行复位，肛门灼热，舌质红，苔薄黄腻，脉弦数。

110. 其诊断是
A. 内痔
B. 肛裂
C. 肛漏
D. 脱肛
E. 肛门直肠脓肿

111. 首选的外治药物是
A. 金黄膏
B. 白玉膏
C. 冲和膏
D. 消痔散
E. 青黛膏

112. 内治应首选的方剂是
A. 补中益气汤
B. 槐花散
C. 脏连丸
D. 仙方活命饮
E. 透脓散

（113～115 题共用题干）

患者，女，28 岁，已婚。月经提前，量多，色深红，质黏稠，心烦，面红口干，小便短黄，大便秘结，舌质红，苔黄，脉数。

113. 其证型是
A. 阴虚血热证
B. 阳盛血热证
C. 肝郁血热证
D. 肾气虚证
E. 脾气虚证

114. 其治法是
A. 养阴清热调经
B. 疏肝清热，凉血调经
C. 清热凉血调经
D. 补益肾气，固冲调经
E. 补益脾气，摄血调经

115. 治疗应首选的方剂是
A. 两地汤
B. 丹栀逍遥散
C. 清经散
D. 固阴煎
E. 补中益气汤

（116～118 题共用题干）

患儿，女，6 岁。因尿血，稍有浮肿 3 天入院。查体：浮肿不显，小便黄赤短少，发热口渴，烦躁，头痛头晕，大便干结，舌红，苔黄腻，脉滑数。

116. 其诊断是
A. 水肿之风水相搏证
B. 水肿之湿热内侵证
C. 水肿之肺脾气虚证
D. 水肿之肝肾阳虚证
E. 水肿之气阴两虚证

117. 其治法是
A. 疏风解表，利水消肿
B. 益气养阴，利水消肿
C. 益气健脾，利水消肿
D. 清热解毒，利水消肿
E. 温肾健脾，利水消肿

118. 治疗应首选的方剂是
A. 麻黄连翘赤小豆汤
B. 六味地黄丸
C. 真武汤
D. 参苓白术散合玉屏风散
E. 五味消毒饮合五皮饮

B_1 型选择题

答题说明

以下提供若干组考题，每组考题共用在考题前列出的 A、B、C、D、E 5 个备选答案。请从中选择 1 个与问题关系最密切的答案。每个备选答案可能被选择 1 次、多次或不被选择。

（119～120 题共用备选答案）
A. 半夏白术天麻汤
B. 加味四物汤
C. 川芎茶调散
D. 羌活胜湿汤
E. 天麻钩藤饮

119. 治疗风湿头痛首选的方剂是
120. 治疗痰浊头痛首选的方剂是

（121～122 题共用备选答案）
A. 保和丸
B. 枳实导滞丸
C. 香砂六君子汤
D. 越鞠丸合枳术丸
E. 二陈平胃散

121. 治疗胃痞饮食内停证，应首选的方剂是
122. 治疗胃痞肝胃不和证，应首选的方剂是

（123～124 题共用备选答案）
A. 小建中汤
B. 良附丸
C. 丁香散
D. 理中丸
E. 五磨饮子

123. 治疗呃逆胃中寒冷证首选的方剂是
124. 治疗呃逆脾胃阳虚证首选的方剂是

（125～126 题共用备选答案）
A. 五味消毒饮
B. 仙方活命饮

C. 黄连解毒汤
D. 犀角地黄汤
E. 清骨散
125. 疮疡内治，清气分热之常用方剂是
126. 疮疡内治，清血分热之常用方剂是

（127～128 题共用备选答案）
A. 麻黄桂枝各半汤
B. 消风散
C. 防风通圣散
D. 当归饮子
E. 二仙汤
127. 治疗瘾疹血虚风燥证，应首选的方剂是
128. 治疗瘾疹胃肠湿热证，应首选的方剂是

（129～130 题共用备选答案）
A. 二陈汤
B. 阳和汤
C. 龙胆泻肝汤
D. 五神汤
E. 金铃子散
129. 湿热下注型子痈宜服
130. 浊痰凝结型子痰宜服

（131～132 题共用备选答案）
A. 阳和汤
B. 生脉散合海藻玉壶汤
C. 柴胡疏肝散
D. 逍遥散合海藻玉壶汤
E. 牛蒡解肌汤
131. 治疗肉瘿气阴两虚证，应首选的方剂是
132. 治疗肉瘿气滞痰凝证，应首选的方剂是

（133～134 题共用备选答案）
A. 滋养肾阴，佐以潜阳
B. 温肾扶阳
C. 滋阴补肾
D. 阴阳双补
E. 温补肾阳，佐以滋阴
133. 绝经前后诸证肾阳虚证的治法是
134. 绝经前后诸证肾阴虚证的治法是

（135～136 题共用备选答案）
A. 少腹逐瘀汤
B. 生化汤
C. 清热调血汤
D. 大黄牡丹皮汤
E. 大柴胡汤
135. 患者产后高热，小腹剧痛，恶露有臭气，大便秘结。治疗应首选
136. 患者产后寒热时作，恶露甚少，色紫暗，小腹疼痛拒按，口干不欲饮。治疗应首选

（137～138 题共用备选答案）
A. 胎元饮
B. 寿胎丸
C. 桂枝茯苓丸合寿胎丸
D. 滋肾育胎丸
E. 保阴煎
137. 治疗胎漏、胎动不安气血虚弱证，应首选的方剂是
138. 治疗胎漏、胎动不安血热证，应首选的方剂是

（139～140 题共用备选答案）
A. 经行身痛
B. 带下病
C. 经行感冒
D. 经行头痛

E. 经期延长

139. 内寒常导致的妇科疾病是

140. 外寒常导致的妇科疾病是

(141～142 题共用备选答案)

A. 银翘马勃散

B. 牛蒡甘桔汤

C. 养阴清肺汤

D. 大青龙汤

E. 荆防败毒散

141. 治疗乳蛾热毒炽盛证，应首选的方剂是

142. 治疗哮喘外寒内热证，应首选的方剂是

(143～144 题共用备选答案)

A. 润肠丸

B. 麻子仁丸

C. 枳实导滞丸

D. 黄芪汤

E. 六磨汤

143. 治疗小儿食积便秘证应首选的方剂是

144. 治疗小儿气滞便秘证应首选的方剂是

(145～146 题共用备选答案)

A. 黄芪桂枝五物汤

B. 玉屏风散合六君子汤

C. 金匮肾气丸合理中丸

D. 生脉散合沙参麦冬汤

E. 补中益气汤合生脉饮

145. 治疗反复呼吸道感染脾肾两虚证应首选的方剂是

146. 治疗反复呼吸道感染肺脾阴虚证应首选的方剂是

(147～148 题共用备选答案)

A. 在足背，第 4、5 趾间，趾蹼缘后方赤白肉际处

B. 在踝区，外踝的前下方，趾长伸肌腱的外侧凹陷中

C. 在小腿外侧，外踝尖上 3 寸，腓骨前缘

D. 在足趾，第 4 趾末节外侧，趾甲根角侧后方 0.1 寸

E. 在足背，第 4、5 跖骨底结合部的前方，第 5 趾长伸肌腱外侧凹陷中

147. 丘墟穴的定位是

148. 悬钟穴的定位是

(149～150 题共用备选答案)

A. 风池、太冲、合谷、内关、后溪

B. 风池、百会、悬颅、侠溪、行间

C. 上星、头维、合谷、阿是穴

D. 百会、通天、行间、阿是穴

E. 率谷、太阳、侠溪、内庭

149. 治疗头痛肝阳上亢证，应首选

150. 治疗前头痛风邪袭络证，应首选

第二单元参考答案

1. A	2. B	3. D	4. A	5. B	6. B	7. C	8. E	9. E	10. B
11. C	12. A	13. D	14. B	15. C	16. A	17. A	18. D	19. D	20. E
21. B	22. D	23. D	24. B	25. E	26. B	27. D	28. B	29. D	30. E
31. B	32. E	33. E	34. B	35. A	36. E	37. D	38. B	39. C	40. B
41. C	42. A	43. A	44. A	45. C	46. A	47. C	48. B	49. E	50. C

51. D	52. B	53. E	54. E	55. B	56. A	57. D	58. E	59. B	60. D
61. A	62. B	63. B	64. D	65. B	66. E	67. A	68. B	69. D	70. E
71. B	72. D	73. A	74. C	75. A	76. D	77. C	78. A	79. C	80. A
81. D	82. A	83. C	84. D	85. B	86. A	87. D	88. B	89. C	90. B
91. E	92. C	93. D	94. A	95. A	96. B	97. D	98. D	99. E	100. E
101. E	102. C	103. E	104. C	105. D	106. C	107. E	108. E	109. E	110. A
111. D	112. C	113. B	114. C	115. C	116. B	117. D	118. E	119. D	120. A
121. A	122. D	123. C	124. D	125. C	126. D	127. D	128. C	129. C	130. B
131. B	132. D	133. B	134. A	135. D	136. B	137. A	138. E	139. B	140. A
141. B	142. D	143. C	144. E	145. C	146. D	147. B	148. C	149. B	150. C

240-1

2024 全国中医执业助理医师资格考试模拟试卷（三）

（医学综合笔试部分）

第一单元

考试日期：20××年×月×日

考试时间：9：00～11：00

考生姓名：________

准考证号：________

考 场 号：________

中国协和医科大学出版社

北 京

A_1 型选择题

答 题 说 明

每道考题下面有 A、B、C、D、E 5 个备选答案，请从中选择 1 个最佳答案。

1. “阴盛则阳病”所体现的阴阳关系是
   A. 阴阳交感
   B. 阴阳互根互用
   C. 阴阳对立制约
   D. 阴阳消长
   E. 阴阳转化

2. 泻南补北法的原理是
   A. 五行相生
   B. 五行相克
   C. 五行制化
   D. 五行相乘
   E. 五行相侮

3. 称作“华盖”的脏是
   A. 肝
   B. 心
   C. 脾
   D. 肺
   E. 肾

4. “主津”的脏腑是
   A. 胆
   B. 胃
   C. 小肠
   D. 大肠
   E. 膀胱

5. 其华在唇的脏是
   A. 肝
   B. 心
   C. 脾
   D. 肺
   E. 肾

6. 具有“壅遏营气，令无所避”作用的是
   A. 肝
   B. 脉
   C. 脾
   D. 髓
   E. 三焦

7. “一运一纳，化生精气”指的是
   A. 脾与胃的关系
   B. 肺与大肠的关系
   C. 肝与胆的关系
   D. 肾与膀胱的关系
   E. 肺与肾的关系

8. 最易发生阴阳互损的脏是
   A. 肾
   B. 肝
   C. 心
   D. 肺
   E. 脾

9. “中精之腑”指的是
   A. 胆
   B. 胃
   C. 小肠

D. 大肠
E. 膀胱

10. 具有“泌别清浊”生理功能的是
A. 胆
B. 胃
C. 大肠
D. 小肠
E. 膀胱

11. 易于感冒，是气的哪种功能减退的表现
A. 中介作用
B. 固摄作用
C. 防御作用
D. 推动与调控作用
E. 温煦与凉润作用

12. 与人体生长发育密切相关的气是
A. 元气
B. 宗气
C. 营气
D. 卫气
E. 脏腑之气

13. 治疗血虚病证时常配用益气药，其理论依据是
A. 气能行血
B. 气能生血
C. 气能摄血
D. 血能载气
E. 血为气母

14. 肝的疏泄作用对机体最主要的影响是
A. 调畅情志
B. 调节血量
C. 调畅气机

D. 排泄胆汁
E. 促进消化

15. 手足蠕动的临床意义是
A. 热极生风
B. 血虚生风
C. 阴虚动风
D. 寒凝筋脉
E. 肝阳化风

16. 小儿食指络脉紫红的临床意义是
A. 外感表证
B. 里实热证
C. 血络闭郁
D. 痛证
E. 惊风

17. 脾虚有痰的临床表现是
A. 形瘦食少
B. 肥而食少
C. 形瘦食多
D. 胖而能食
E. 肉削著骨

18. 无神之舌的表现是
A. 裂纹舌
B. 痿软舌
C. 枯舌
D. 肿胀舌
E. 胖嫩舌

19. 常见于咽喉、口舌、胁肋、脘腹、关节处的疼痛为
A. 灼痛
B. 隐痛
C. 重痛

D. 酸痛
E. 冷痛

20. 渴不多饮，身热不扬，多属
A. 阳明腑实
B. 阴虚内热
C. 湿热内蕴
D. 热入营血
E. 血瘀发热

21. 失眠易惊醒，兼眩晕、心烦、口苦的临床意义是
A. 肝血不足
B. 心肾不交
C. 心肝血虚
D. 胆郁痰扰
E. 食滞内停

22. 脉来缓而时止，止无定数者，称为
A. 结脉
B. 促脉
C. 代脉
D. 微脉
E. 弱脉

23. 亡阳汗出的临床表现是
A. 冷汗淋漓
B. 汗冷味咸
C. 汗热而黏
D. 汗出如油
E. 汗出恶风

24. 肺阴虚证咳嗽的临床表现是
A. 咳声不扬
B. 咳声清脆
C. 咳喘无力
D. 干咳无痰
E. 咳声紧闷

25. 湿淫证的临床表现是
A. 发热汗出，恶风，脉浮缓
B. 恶寒发热，无汗，脉浮紧
C. 恶热，汗出，口渴，脉虚数
D. 头胀而痛，胸闷身重，脉濡
E. 壮热，口渴，面红目赤，脉洪数

26. 下列各项中，不属于肝肾阴虚证临床表现的是
A. 胁部胀痛
B. 耳鸣健忘
C. 腰膝酸软
D. 口燥咽干
E. 男子遗精

27. 寒湿困脾与湿热蕴脾的共同临床表现是
A. 口甜口黏
B. 口淡不渴
C. 身热不扬
D. 脘腹痞闷
E. 皮肤瘙痒

28. 紫苏善治疗的病证是
A. 外感风寒，胸闷咳喘
B. 外感风寒，表虚证
C. 外感风热，麻疹不透
D. 外感风寒兼湿邪头痛
E. 阳虚外感

29. 善于疏解半表半里之邪而有退热之功的药物是
A. 柴胡
B. 菊花

C. 升麻
D. 桑叶
E. 蝉蜕

30. 栀子的功效是
A. 泻火除烦，清热利湿，凉血解毒
B. 清热除烦，泻火解毒，利尿
C. 泻火解毒，利尿
D. 清热燥湿，泻火解毒，止血
E. 清热解毒，除烦止渴，消肿止痛

31. 治疗肠燥便秘，水肿腹满者，应选用的药物是
A. 火麻仁
B. 杏仁
C. 桃仁
D. 郁李仁
E. 松子仁

32. 治疗寒湿痹痛，腰以下明显者，最佳药物是
A. 防己
B. 威灵仙
C. 独活
D. 羌活
E. 木瓜

33. 天南星的功效为祛风止痉，善于治疗的病证是
A. 肝阳上亢，肝风内动病证
B. 热极动风病证
C. 虚风内动病证
D. 风痰眩晕病证
E. 小儿急、慢惊风

34. 既能理气健脾，又能燥湿化痰的药物是
A. 枳实
B. 佛手
C. 陈皮
D. 薤白
E. 川楝子

35. 治疗水肿胀满，大便秘结，小便不利，应首选的药物是
A. 大黄
B. 牵牛子
C. 麻黄
D. 巴豆霜
E. 芒硝

36. 具有温肾阳，温脾阳，温通血脉，引火归原功效的药物是
A. 附子
B. 干姜
C. 肉桂
D. 吴茱萸
E. 桂枝

37. 龙胆泻肝汤组成中不含有的药物是
A. 半夏
B. 木通
C. 黄芩
D. 栀子
E. 泽泻

38. 归脾汤的功用是
A. 健脾益气，宁心安神
B. 益气补血，健脾养心
C. 健脾养心，升阳摄血
D. 滋阴清热，补心安神
E. 健脾升阳，渗湿止泻

39. 应用泻下剂时需注意
A. 邪实而正虚者，治宜攻补兼施

B. 凡有虚证者，必不可使用泻下剂
C. 产后可予适量泻下剂，以助祛恶露
D. 泻下剂可用于表证未解、里证已成之时
E. 得效后需酌情再服，务必尽其药力，以防留邪

40. 下列各项中，属于二陈汤组成药物的是
A. 陈皮、泽泻
B. 橘红、茯苓
C. 乌梅、远志
D. 贝母、半夏
E. 白术、甘草

41. 五苓散的组成药物中不含有
A. 泽泻
B. 肉桂
C. 猪苓
D. 白术
E. 茯苓

42. 右归丸和地黄饮子的方证病机均涉及
A. 气血两虚
B. 气阴不足
C. 肾阳不足
D. 阴虚火旺
E. 阴虚血燥

43. 以滋养肺胃、降逆和中为主要功用的方剂是
A. 麦门冬汤
B. 清燥救肺汤
C. 炙甘草汤
D. 玉液汤
E. 桑杏汤

44. 越鞠丸的功用是
A. 行气散结
B. 行气和血
C. 行气消痞
D. 行气解郁
E. 行气镇痛

45. 下列属分经论治的方剂是
A. 柴胡疏肝散
B. 桂枝汤
C. 四物汤
D. 九味羌活汤
E. 半夏泻心汤

46. 以滋阴清热、养血安神为主要功用的方剂是
A. 炙甘草汤
B. 酸枣仁汤
C. 甘麦大枣汤
D. 天王补心丹
E. 朱砂安神丸

47. 功用为清热解毒、凉血散瘀的方剂是
A. 仙方活命饮
B. 五味消毒饮
C. 大黄牡丹汤
D. 犀角地黄汤
E. 黄连解毒汤

48. 主治胸中血瘀证的方剂是
A. 小活络丹
B. 血府逐瘀汤
C. 酸枣仁汤
D. 炙甘草汤
E. 失笑散

49. 温脾汤的功用是
A. 温中健脾，行气除满
B. 攻下冷积，温补脾阳
C. 温阳健脾，行气利水
D. 温脾散寒，消食止泻
E. 温脾暖胃，化湿和中

50. 不属于镇肝熄风汤组成药物的是
A. 赭石、牛膝
B. 龙骨、牡蛎
C. 当归、麦冬
D. 茵陈、麦芽
E. 玄参、天冬

51. 羚角钩藤汤与天麻钩藤饮的组成药物中均含有
A. 霜桑叶
B. 茯神木
C. 桑寄生
D. 首乌藤
E. 益母草

52. 胸部触诊时语音震颤增强常见于
A. 大叶性肺炎
B. 胸腔积液
C. 胸壁皮下气肿
D. 支气管哮喘发作时
E. 阻塞性肺不张

53. 中枢性面神经麻痹多见于
A. 脑肿瘤
B. 受寒
C. 耳部感染
D. 脑膜感染
E. 神经纤维瘤

54. 心尖区触及舒张期震颤，可提示的疾病是
A. 二尖瓣狭窄
B. 二尖瓣关闭不全
C. 肺动脉瓣狭窄
D. 主动脉瓣狭窄
E. 室间隔缺损

55. 下列不属于皮肤黏膜出血的是
A. 紫癜
B. 出血点
C. 血肿
D. 蜘蛛痣
E. 瘀斑

56. 可以使气管偏向患侧的疾病是
A. 气胸
B. 一侧肺不张
C. 一侧甲状腺肿大
D. 胸腔积液
E. 纵隔肿瘤

57. 主动脉瓣狭窄可出现
A. 心尖部舒张期震颤
B. 胸骨左缘第 2 肋间收缩期震颤
C. 胸骨左缘第 2 肋间连续性震颤
D. 胸骨右缘第 2 肋间收缩期震颤
E. 胸骨右缘第 2 肋间舒张期震颤

58. 肺癌远处转移可出现的表现是
A. 锁骨上淋巴结肿大
B. 霍纳（Horner）综合征
C. 肥大性骨关节病
D. 上腔静脉压迫综合征
E. 咽下困难

59. 消化性溃疡患者需紧急手术治疗的并发症是

A. 急性胃穿孔
B. 幽门梗阻
C. 可疑癌变
D. 上消化道出血
E. 恶性贫血

60. 原发性肝癌的特征性表现是

A. 食欲减退
B. 进行性肝大及肝区疼痛
C. 肝硬化表现
D. 血性腹水
E. 黄疸

61. 控制快速心房颤动的心室率，应首选

A. 利多卡因
B. 苯妥英钠
C. 美托洛尔
D. 普罗帕酮
E. 洋地黄

62. 高血压合并冠心病患者首选的降压药为

A. 利血平
B. 普萘洛尔
C. 美托洛尔
D. 硝普钠
E. 硝苯地平

63. 典型心绞痛患者的疼痛部位在

A. 心尖部
B. 胸骨体上中段之后方
C. 左前胸
D. 剑突下
E. 整个前胸部

64. 原发免疫性血小板减少症血小板破坏的主要场所是

A. 骨髓
B. 肝脏
C. 血管内
D. 脾脏
E. 外周血

65. 下列各项中，不属于甲状腺功能亢进症（甲亢）手术治疗禁忌证的是

A. 妊娠前 3 个月的甲亢患者
B. 年龄小于 18 岁的甲亢患者
C. 合并严重肝肾疾病的甲亢患者
D. 伴有严重 Graves 眼病的甲亢患者
E. 妊娠 6 个月后的甲亢患者

66. 糖尿病并发感染最常见的是

A. 肺部感染
B. 皮肤疖、痈等化脓性感染
C. 败血症
D. 尿路感染
E. 消化道感染

67. 下列各项中不属于传染源的是

A. 患者
B. 隐性感染者
C. 既往感染者
D. 病原携带者
E. 受感染动物

68. 下列各项中不符合慢性 HBV 携带者诊断的是

A. 血清 HBsAg 阳性
B. 血 HBV DNA 阴性
C. 血清 HBeAg 阳性
D. 血清 GPT 在正常范围

E. 血清抗-HBe 阳性

69. 重型肝炎的特征性表现是
A. 血清转氨酶明显升高
B. 肝脾大
C. 精神神经症状
D. 肝区疼痛明显
E. 黄疸明显

70. 确诊人感染高致病性禽流感的依据是
A. 血常规
B. 肝功能
C. 病毒分离
D. 骨髓穿刺
E. 胸部 X 线检查

71. 艾滋病的易感人群不包括
A. 静脉注射吸毒者
B. 与 HIV 携带者经常有性接触者
C. 有多个性伴侣者
D. 50 岁以上的人
E. 多次接受输血者

72. 目前预防艾滋病最重要的措施是
A. 及时隔离 HIV 感染者
B. 充分理解和关心艾滋病患者，以免其隐瞒病情
C. 提高公众意识，切断传播途径
D. 易感者接种 HIV 疫苗
E. 应用高效价免疫球蛋白保护易感者

73. 下列感染 HIV 后的临床分期，正确的是
A. 潜伏期、前驱期、艾滋病期、恢复期
B. 窗口期、艾滋病前期、典型艾滋病期
C. 急性感染期、无症状感染期、艾滋病期
D. 急性感染期、慢性感染期、机会性感染期
E. 急性感染期、慢性感染期、机会性感染期、恶性肿瘤期

74. 肾综合征出血热可能性较小的传播途径是
A. 鼠排泄物污染的气溶胶
B. 破损伤口接触鼠排泄物
C. 患病孕妇经胎盘传播给胎儿
D. 患者打喷嚏的空气飞沫
E. 被鼠类身上的革螨叮咬

75. 下列肾综合征出血热的常规检查结果中，最具有诊断意义的是
A. 白细胞计数增多
B. 中性粒细胞比例升高
C. 病程的第 4 ~5 天淋巴细胞增多
D. 血小板减少
E. 嗜酸性粒细胞增多

76. 与流行性脑脊髓膜炎患者密切接触后的重要预防措施是
A. 菌苗预防注射
B. 隔离观察
C. 注射青霉素
D. 开窗通风
E. 口服磺胺药

77. 在肾综合征出血热临床各期中，血肌酐浓度最高的是
A. 低血压休克期
B. 少尿期
C. 多尿早期

D. 多尿后期
E. 发热期

78. 下列有关肾综合征出血热少尿期的叙述，错误的是
A. 可直接由发热期进入少尿期
B. 可与低血压休克期重叠
C. 可与发热期重叠
D. 主要是由低血压引起的
E. 重者可出现高血容量综合征

79. 下列乙脑后遗症中常可持续终生的是
A. 失语
B. 强直性瘫痪
C. 癫痫
D. 扭转痉挛
E. 精神失常

80. 细菌性痢疾急性期的基本病变是
A. 全身小血管内皮细胞肿胀，血浆渗出
B. 肠黏膜水肿增厚、溃疡形成
C. 肠黏膜弥漫性纤维蛋白渗出性炎症
D. 肠壁形成口小底大的烧瓶样溃疡
E. 嗜酸性肉芽肿的形成

81. 霍乱的确诊条件必须依据
A. 无发热，无痛性腹泻
B. 有典型的“米泔水”样粪便
C. 粪便、呕吐物悬滴检查能发现运动力极强的呈穿梭样运动的细菌
D. 粪便涂片可见革兰阴性弧菌
E. 粪便培养阳性及血清凝集效价达1∶100以上

82. 人感染高致病性禽流感早期发热体温大多持续在
A. 37℃以上
B. 38℃以上
C. 39℃以上
D. 40℃以上
E. 41℃以上

83. 下列检查对鉴别慢性菌痢与直肠癌最简便而有意义的是
A. 直肠镜
B. 便潜血
C. X线钡灌肠
D. 直肠肛门指诊
E. 便常规

84. 下列急性菌痢患者的表现不典型的是
A. 里急后重
B. 发热
C. 呕吐
D. 腹痛
E. 黏液便

85. 医院以医学人道主义精神服务于人类社会，主要表现为
A. 经济效益
B. 社会效益
C. 功利并重
D. 功利主义
E. 优化效益

86. 现代医学模式是指
A. 生物-心理-社会医学模式
B. 生物医学模式
C. 高新技术医学模式
D. 整体医学模式
E. 分子医学模式

87. 医务人员之间互相支持的意义是
A. 只有互相支持，形成合力，才能实现正确诊断、有效治疗
B. 青年医务人员职业素养、知识技能的提高离不开高年资医务人员的悉心指导，传帮带
C. 医务人员的资历、专业、技能、经验不尽相同，虚心向他人学习，可以取他人之长补己之短
D. 在医疗活动中，互相支持，可以避免疏忽，防范差错和事故
E. 医务人员之间互相支持可以避免造成不可挽回的后果

88. 患者权利应除外
A. 基本医疗权
B. 自我决定权
C. 知情同意权
D. 要求保密权
E. 保管病志权

89. 医患关系出现“人机化”趋势的最主要原因是
A. 医师对物理、化学等检测诊断手段的依赖性
B. 医院分科越来越细，医师日益专科化
C. 医患双方相互交流的机会减少
D. 医师降低了对患者的重视
E. 医患交流中出现了屏障

90. 在使用辅助检查时，下列哪一项是不适宜的
A. 严格掌握适应证
B. 应该广泛地依赖辅助检查
C. 有利于提高医师认识疾病的能力
D. 应从患者的利益出发决定做什么项目
E. 结合临床应用辅助检查手段

91. 反映医患之间权利关系的正确观点是强调维护
A. 医师的权利
B. 医院院长的权利
C. 护士的权利
D. 患者的权利
E. 家属的权利

92. 医德评价的意义应除外
A. 医务人员满足自我心理需求的手段
B. 医务人员行为的监视器和调节器
C. 维护医德原则的重要保障
D. 维护医德规范的重要保障
E. 使医德原则、规范转化为医德行为的中介和桥梁

93. 医师隐匿、伪造、篡改或者擅自销毁病历等医学文书，应给予的处罚不包括
A. 罚款
B. 暂停六个月以上一年以下执业活动直至吊销医师执业证书
C. 给予警告
D. 责令改正
E. 没收违法所得

94. 定期考核不合格的医师暂停执业活动期满，再次考核仍不合格的
A. 试用三年
B. 再次接受培训
C. 在执业医师指导下从事执业活动
D. 暂停执业活动三年
E. 注销注册，废止医师执业证书

95. 医师在执业活动中必须履行下列义务，

但不包括
A. 尊重患者，保护患者隐私
B. 遵守技术操作规范
C. 宣传健康科普知识，对患者进行健康教育
D. 努力钻研业务，更新知识，提高专业技术水平
E. 参加所在单位的民主管理

96. 经国家执业医师资格考试，取得医师资格的，可以申请注册，受理机构是
A. 县级以上地方人民政府
B. 县级以上地方人民政府卫生健康主管部门
C. 省（自治区）级以上人民政府卫生健康主管部门
D. 省（自治区）级以上人民政府
E. 医师协会

97. 医师资格考试的类别和具体办法，制定的部门是
A. 省级卫生健康主管部门
B. 县级卫生健康主管部门
C. 市级卫生健康主管部门
D. 乡、镇卫生健康主管部门
E. 国务院卫生健康主管部门

98. 以不正当手段取得医师执业证书，由发给证书的卫生健康主管部门给予的行政处罚是指
A. 批评教育
B. 停业整顿
C. 撤销执业证书
D. 降级、降职
E. 警告、记过

99. 取得医师资格即具有了法定的医师行业
A. 从事医疗活动资格
B. 科研、教学、医疗水平
C. 业务能力
D. 行医资格
E. 准入资格

100. 各级人民政府及其有关部门应当建立严格的突发事件
A. 应急处理指挥部
B. 调查控制领导小组
C. 医疗救治指挥部
D. 防范和应急处理责任制
E. 信息通报制度

A_2 型选择题

答 题 说 明

每道考题是以 1 个小案例出现的，其下面都有 A、B、C、D、E 5 个备选答案。请从中选择 1 个最佳答案。

101. 患者，男，73 岁。既往有慢性肺心病病史 22 年，近日受凉后出现端坐呼吸、胸闷、气促伴咳嗽、咳痰。下列体征中有助于右心衰竭诊断的是
A. 心率 121 次/分
B. 交替脉

C. 颈静脉怒张
D. 双肺底小水泡音
E. 心尖区舒张期奔马律

102. 患者，女，60 岁。因胸闷、胸痛就诊，经检查确诊为急性心肌梗死，同时伴有室性心动过速。纠正其心律失常，应首选
A. 胺碘酮
B. 利多卡因
C. 普萘洛尔
D. 维拉帕米
E. 普鲁卡因胺

103. 患者，女，42 岁。参加宴会后突发中上腹持续性疼痛伴恶心、呕吐 8 小时来诊，既往无胃病史。查体：体温 38℃，巩膜无黄染，上腹偏左有压痛及肌紧张，肝浊音界正常，墨菲征阴性，肠鸣音正常。最可能的诊断是
A. 急性肠梗阻
B. 急性阑尾炎
C. 急性胆囊炎
D. 急性胰腺炎
E. 消化性溃疡穿孔

104. 患者，女，29 岁。突发高热、腰痛，伴尿频、尿急，肾区叩击痛（+）。尿常规：蛋白（+），白细胞满视野，白细胞管型（1～2）个/高倍视野。中段尿培养有大肠埃希菌生长。本病最可能诊断为
A. 急性膀胱炎
B. 急性肾盂肾炎
C. 慢性肾盂肾炎
D. 肾结核
E. 肾结石

105. 患者，女，30 岁。因疲乏、无力、烦躁、易激动、注意力不集中等就诊，诊断为缺铁性贫血。支持该诊断的检查结果是
A. 血红蛋白水平降低
B. 骨髓铁染色弱阳性
C. 血清铁蛋白水平降低
D. 转铁蛋白饱和度升高
E. 总铁结合力降低

106. 患者，女，23 岁。昏迷，病史不详。查体：血压 100/60mmHg，瞳孔小如针尖，口中有蒜样臭味，全身肌肉阵发性震颤、多汗、流涎，双肺满布湿啰音。血尿常规正常，全血胆碱酯酶活力为 40%。首先考虑为
A. 糖尿病昏迷
B. 尿毒症昏迷
C. 肝性昏迷
D. 有机磷农药中毒
E. 感染中毒性休克

A_3 型选择题

答题说明

以下提供若干个案例，每个案例下设 3 道考题。请根据题干所提供的信息，在每道考题下面的 A、B、C、D、E 5 个备选答案中选择 1 个最佳答案。

（107～109 题共用题干）

患者，男，63 岁。咳嗽、痰中带血丝半年余。吸烟 40 余年。胸部 X 线片示右上肺近肺门处肿块影。

107. 首先考虑的诊断是

A. 肺炎链球菌肺炎

B. 肺结核

C. 肺癌

D. 支气管扩张

E. 病毒性肺炎

108. 为明确诊断，下列哪项检查最重要

A. 血常规

B. 血培养

C. 结核菌素试验

D. 痰结核分枝杆菌检查

E. 纤维支气管镜检查

109. 如拟手术治疗，下列不属于手术禁忌证的是

A. 对侧肺门淋巴结转移

B. 肝转移

C. 锁骨上淋巴结转移

D. 同侧肺门淋巴结转移

E. 脑转移

（110～112 题共用题干）

患者，男，68 岁。近 2 个月来感头晕、乏力、心悸不适来院检查。查体：贫血貌，皮肤干燥，指甲脆裂。浅表淋巴结未触及，肝脾不大。实验室检查：血红蛋白 70g/L，网织红细胞计数 0.005，血片示小细胞低色素性贫血改变，血清铁 6.2μmol/L，总铁结合力 92μmol/L，粪便检查钩虫卵（+）。

110. 该病病因治疗最主要的措施应是

A. 驱钩虫

B. 口服铁剂

C. 注射铁剂

D. 口服维生素 C

E. 进食含铁量高的饮食

111. 该患者采用铁剂治疗，显示疗效最早的指标是

A. 血红蛋白水平升高

B. 网织红细胞计数增多

C. 红细胞计数增多

D. 红细胞平均体积增大

E. 血清铁水平升高

112. 本病铁剂治疗的最终目的是使

A. 血常规恢复正常

B. 红细胞形态恢复正常

C. 血清铁恢复正常

D. 总铁结合力恢复正常

E. 补足贮存铁

B_1 型选择题

答题说明

以下提供若干组考题，每组考题共用在考题前列出的 A、B、C、D、E 5 个备选答案。请从中选择 1 个与问题关系最密切的答案。每个备选答案可能被选择 1 次、多次或不被选择。

（113～114 题共用备选答案）

A. 阴中求阳
B. 寒因寒用
C. 热因热用
D. 阳病治阴
E. 阴病治阳

113. 上述选项可用阴阳互根互用说明的是
114. 上述选项适用于阴盛格阳的治法是

（115～116 题共用备选答案）

A. 胆
B. 胃
C. 小肠
D. 三焦
E. 膀胱

115. “水谷之海”指的是
116. “州都之官”指的是

（117～118 题共用备选答案）

A. 心
B. 脾
C. 肝
D. 肾
E. 肺

117. 喜燥恶湿是指
118. 体阴而用阳是指

（119～120 题共用备选答案）

A. 胃热津伤
B. 暴饮暴食
C. 脾胃虚寒
D. 颅内肿瘤
E. 饮停于胃

119. 呕吐酸腐味食糜的临床意义是
120. 吐势徐缓，吐物清稀的临床意义是

（121～122 题共用备选答案）

A. 阴虚火旺
B. 湿热内蕴
C. 内有瘀血
D. 饮停胃肠
E. 风热犯表

121. 口渴不多饮，兼见身热不扬的临床意义是
122. 口干，但欲漱水不欲咽的临床意义是

（123～124 题共用备选答案）

A. 夜热早凉
B. 日晡潮热
C. 持续高热
D. 骨蒸发热
E. 身热不扬

123. 阴虚火旺发热的特点是
124. 余邪留伏发热的特点是

（125～126 题共用备选答案）

A. 苦寒

B. 甘寒

C. 辛苦温

D. 甘苦温

E. 甘辛温

125. 清热燥湿药的性味多为

126. 理气药的性味多为

（127～128 题共用备选答案）

A. 滋补肝肾，养胃生津

B. 补脾益气，养胃生津

C. 滋阴除烦，养胃生津

D. 清肺降火，养胃生津

E. 清肺养阴，益胃生津

127. 沙参的功效是

128. 天冬的功效是

（129～130 题共用备选答案）

A. 黄芩、黄连

B. 苦参、龙胆

C. 金银花、连翘

D. 蒲公英、鱼腥草

E. 黄柏、知母

129. 均能清热解毒、利尿通淋的药物组是

130. 均能清热泻火、退热除蒸的药物组是

（131～132 题共用备选答案）

A. 银翘散

B. 桂枝汤

C. 桑菊饮

D. 麻黄汤

E. 败毒散

131. 以解肌发表、调和营卫为功用的方剂是

132. 以疏风清热、宣肺止咳为功用的方剂是

（133～134 题共用备选答案）

A. 理中丸

B. 桂枝人参汤

C. 小建中汤

D. 大建中汤

E. 附子理中丸

133. 具有温中祛寒、补气健脾功效的是

134. 具有温中补虚、和里缓急功效的是

（135～136 题共用备选答案）

A. 破伤风

B. 铅中毒

C. 癫痫

D. 癔症性抽搐

E. 蛛网膜下腔出血

135. 抽搐前伴剧烈头痛的是

136. 抽搐伴瞳孔散大、意识丧失的是

（137～138 题共用备选答案）

A. 肺坏疽

B. 肝性脑病

C. 有机磷农药中毒

D. 尿毒症

E. 膀胱炎

137. 呼气味为氨味的疾病是

138. 呼气味为腥臭味的疾病是

（139～140 题共用备选答案）

A. β 受体阻断药

B. 钙通道阻滞药

C. 硝普钠

D. 哌唑嗪

E. 利血平

139. 高血压伴心率过快时治疗宜选用

140. 高血压危象治疗宜选用

（141～142 题共用备选答案）

A. 叶酸
B. 维生素 B_{12}
C. 硫酸亚铁
D. 丙酸睾酮
E. 白消安

141. 治疗再生障碍性贫血应选用的药物是
142. 治疗缺铁性贫血应选用的药物是

（143～144 题共用备选答案）

A. 体液
B. 吸血节肢动物
C. 消化道
D. 呼吸道
E. 土壤

143. 戊型肝炎的主要传播途径是
144. 乙型肝炎的主要传播途径是

（145～146 题共用备选答案）

A. 伤寒
B. 乙脑
C. 流感
D. 流脑
E. 霍乱

145. 首选青霉素治疗的是
146. 首选氧氟沙星治疗的是

（147～148 题共用备选答案）

A. 医学关系中的主体在道义上应享有的权利和利益
B. 医学关系中的主体在道义上应履行的职责和使命
C. 医学关系的主体对应尽义务的自我认识和自我评价的能力
D. 医学关系中的主体因履行道德职责受到褒奖而产生的自我赞赏
E. 医学关系中的主体在医疗活动中对自己和他人关系的内心体验和感受

147. 作为医学伦理学基本范畴的良心是指
148. 作为医学伦理学基本范畴的情感是指

（149～150 题共用备选答案）

A. 1 年
B. 2 年
C. 3 年
D. 4 年
E. 5 年

149. 参加中医医师资格考试要求，以师承方式学习中医满
150. 参加执业助理医师资格考试要求，具有高等学校相关医学专业专科以上学历，在执业医师指导下，在医疗卫生机构中参加医学专业工作实践满

第一单元参考答案

1. C	2. B	3. D	4. D	5. C	6. B	7. A	8. A	9. A	10. D
11. C	12. A	13. B	14. C	15. C	16. B	17. B	18. C	19. A	20. C
21. D	22. A	23. A	24. D	25. D	26. A	27. D	28. A	29. A	30. A
31. D	32. C	33. D	34. C	35. B	36. C	37. A	38. B	39. A	40. B
41. B	42. C	43. A	44. D	45. D	46. D	47. D	48. B	49. B	50. A

51. B	52. A	53. A	54. A	55. D	56. B	57. D	58. A	59. A	60. B
61. E	62. E	63. B	64. D	65. B	66. B	67. C	68. B	69. C	70. C
71. D	72. C	73. C	74. D	75. D	76. E	77. C	78. D	79. C	80. C
81. E	82. C	83. D	84. C	85. B	86. A	87. A	88. E	89. A	90. B
91. D	92. A	93. B	94. E	95. E	96. B	97. E	98. C	99. E	100. D
101. C	102. B	103. D	104. B	105. C	106. D	107. C	108. E	109. D	110. A
111. B	112. E	113. A	114. C	115. B	116. E	117. B	118. C	119. B	120. C
121. B	122. C	123. D	124. A	125. A	126. C	127. E	128. E	129. D	130. E
131. B	132. C	133. A	134. C	135. E	136. C	137. D	138. B	139. A	140. C
141. D	142. C	143. C	144. A	145. D	146. A	147. C	148. E	149. C	150. A

240-2

2024全国中医执业助理医师资格考试模拟试卷（三）

（医学综合笔试部分）

第二单元

考试日期：20××年×月×日

考试时间：13：30～15：30

考生姓名：________

准考证号：________

考 场 号：________

中国协和医科大学出版社
北 京

A_1 型选择题

答题说明

每道考题下面有 A、B、C、D、E 5 个备选答案，请从中选择 1 个最佳答案。

1. 不寐辨证首要辨
   A. 寒热
   B. 阴阳
   C. 病程
   D. 虚实
   E. 年龄

2. 中风之中脏腑与中经络的鉴别要点是
   A. 神志不清
   B. 半身不遂
   C. 语言不利
   D. 肢体软瘫
   E. 口舌歪斜

3. 噎膈的病位在
   A. 胃
   B. 脾
   C. 肾
   D. 肝
   E. 食管

4. 与中风密切相关的脏腑是
   A. 心、肝、脾、肾
   B. 心、肺、肝、脾
   C. 肺、脾、肾、肝
   D. 心、肺、肝、肾
   E. 心、肺、脾、肾

5. 痫病风痰闭阻的治法是
   A. 涤痰息风，开窍定痫
   B. 清肝泻火，化痰开窍
   C. 涤痰开窍，化瘀通络
   D. 息风开窍，化痰定志
   E. 化痰通络，镇心安神

6. 治疗不寐痰热内扰证，应首选
   A. 黄连温胆汤
   B. 朱砂安神丸
   C. 安神定志丸
   D. 黄连阿胶汤
   E. 甘麦大枣汤

7. 下列选项中，属于胸痹主症的是
   A. 胸部闷痛甚则胸痛彻背，休息或用药后可缓解
   B. 自觉心中悸动不安，心搏异常
   C. 咳嗽、胸痛、脓血痰
   D. 胸胁胀痛，持续不解，多伴有咳嗽
   E. 心下有气攻冲作痛

8. 胃痛的病机是
   A. 胃气阻滞，胃失和降
   B. 胃失和降，胃气上逆
   C. 胃失和降，逆气动膈
   D. 脾胃虚寒，胃中无火
   E. 痰瘀互结，食管狭窄

9. 关于泄泻的治疗，下列不正确的是
   A. 清热需大量使用苦寒药
   B. 急性泄泻不可骤用补涩药
   C. 久泻不可分利太过
   D. 补虚不可纯用甘温药

E. 重度泄泻应防止津液亏损

10. 水肿发病涉及的脏腑是
A. 心、肝、脾
B. 肝、脾、肾
C. 肺、脾、肾
D. 脾、肾、心
E. 肾、心、肺

11. 治疗呃逆气机郁滞证，应首选的方剂是
A. 一贯煎
B. 竹叶石膏汤
C. 理中丸
D. 益胃汤
E. 五磨饮子

12. 下列各项中，属于急性腹痛特点的是
A. 腹痛时作时止
B. 起病缓慢，病程迁延
C. 多由情志内伤，脏腑虚弱，气血不足引起
D. 痛势不甚，经久缠绵
E. 常有明显诱发因素

13. 治疗泄泻食滞肠胃证，应首选的方剂为
A. 保和丸
B. 参苓白术散
C. 痛泻要方
D. 藿香正气散
E. 葛根芩连汤

14. 治疗痹证肝肾亏虚证，应首选的方剂是
A. 双合汤
B. 独活寄生汤
C. 左归丸
D. 乌头汤
E. 白虎加桂枝汤

15. 下列各项中，不属于血证治疗原则的是
A. 治火
B. 治气
C. 治虚
D. 治血
E. 治瘀

16. 下列辨别疮疡阴阳证的主要依据中，哪一项是错误的
A. 患部皮肤颜色是否发红
B. 肿势高突或下陷
C. 局部肤温灼热与否
D. 病发于皮肤还是筋骨
E. 有无脓液

17. 蝼蛄疖的临床特点不包括
A. 根脚坚硬
B. 疮大如梅李
C. 疖中心有脓头
D. 日久头皮窜空
E. 多发于儿童头部

18. 疮疡的半阴半阳证，应选用的外用药物是
A. 冲和膏
B. 太乙膏
C. 阳和解凝膏
D. 咬头膏
E. 玉露膏

19. 乳癖是指下列哪种疾病
A. 急性乳腺炎
B. 乳腺纤维腺瘤
C. 乳晕部瘘管
D. 乳房结核
E. 乳房异常发育症

20. 治疗乳岩正虚毒炽证，应首选
A. 归脾汤
B. 二仙汤
C. 八珍汤
D. 神效瓜蒌散
E. 人参养荣汤

21. 石瘿痰瘀内结证，内治应首选的方剂是
A. 四海舒郁丸
B. 海藻玉壶汤合桃红四物汤
C. 柴胡清肝汤
D. 通窍活血汤合桃红四物汤
E. 养阴清肺汤

22. 气瘿的特点是
A. 肿块坚硬
B. 疼痛
C. 随喜怒消长
D. 肿块局限
E. 红肿热痛

23. 海绵状血管瘤的显著特点是
A. 皮色鲜红
B. 压缩性大
C. 青筋累累
D. 边界不清
E. 质地坚硬

24. 体表血络扩张，纵横丛集形成的肿瘤是
A. 气瘤
B. 血瘤
C. 筋瘤
D. 肉瘤
E. 骨瘤

25. 肿势或软如绵，或硬如馒，形态各异，不红不热。其肿的性质是
A. 热肿
B. 寒肿
C. 风肿
D. 痰肿
E. 湿肿

26. 头发突然成片脱落，脱发区头皮光滑而亮，为
A. 油风
B. 白秃疮
C. 白屑风
D. 肥疮
E. 面游风

27. 按中国九分法计算烧伤面积，双上肢面积占
A. 9%
B. 18%
C. 27%
D. 36%
E. 45%

28. 身体无病而月经 2 个月 1 次者，称为
A. 季经
B. 并月
C. 漏胎
D. 垢胎
E. 避年

29. 下列除哪项外均是胞宫的别称
A. 胞室
B. 子宫
C. 子处
D. 阴户
E. 女子胞

30. 下列各项中与寒邪致病无关的病证是
A. 闭经
B. 崩漏

C. 痛经
D. 子肿
E. 不孕症

31. 治疗经行泄泻脾虚证，应首选的方剂是
A. 参苓白术散
B. 桃红四物汤
C. 八珍汤
D. 四物汤
E. 健脾丸

32. 月经先后无定期的治疗原则是
A. 补其不足，泻其有余
B. 补肾调经
C. 急则治标，缓则治本
D. 调整月经周期
E. 疏肝、补肾、调理冲任

33. 下列各项中属于带下过多脾虚证临床表现的是
A. 腰酸如折，畏寒肢冷
B. 带下赤白相兼，有气味
C. 烘热汗出，失眠多梦
D. 四肢倦怠，纳少便溏
E. 烦热头晕，口苦咽干

34. 治疗子肿肾虚证，应首选的方剂是
A. 真武汤
B. 五苓散
C. 五皮饮
D. 防已黄芪汤
E. 左归饮

35. 治疗妊娠恶阻肝胃不和证，应首选的方剂是
A. 参苓白术散
B. 香砂六君子汤
C. 小半夏加茯苓汤
D. 橘皮竹茹汤
E. 人参养荣汤

36. 下列各项中不属于月经后期常见证候的是
A. 血瘀证
B. 肾虚证
C. 气滞证
D. 虚寒证
E. 痰湿证

37. 下列各项中属于产后发热感染邪毒证临床表现的是
A. 产后高热寒战，热势不退
B. 产后恶寒发热，鼻流清涕
C. 产后低热不退，腹痛绵绵
D. 产后寒热时作，恶露不下
E. 产后午后潮热，烦躁不安

38. 崩漏虚热证的治法是
A. 滋阴清热，止血调经
B. 清热凉血，止血调经
C. 温肾固冲，止血调经
D. 滋水益阴，止血调经
E. 益气摄血，养血调经

39. 下列各项中，不适合放置宫内节育器的是
A. 月经干净后 3 ~7 天
B. 人工流产术后，其经过顺利且宫腔在 10cm 以内，无感染或出血倾向者
C. 自然流产转经后
D. 药物流产后
E. 剖宫产半年后

40. 儿童注意缺陷多动障碍，发病多见于
A. 新生儿期
B. 学龄前期

C. 幼儿期
D. 学龄期
E. 婴儿期

41. 下列除哪项外，均为母乳喂养的优点
A. 营养成分丰富
B. 无须添加辅食
C. 清洁不易污染
D. 适合婴儿消化吸收
E. 增加婴儿抗病能力

42. 小儿水肿突然出现头痛、眩晕，甚则抽搐、昏迷，其病机是
A. 水毒内闭
B. 水凌心肺
C. 邪陷心肝
D. 湿浊壅塞三焦
E. 热扰心肝

43. 治疗积滞乳食内积证，应首选的方剂是
A. 健脾丸
B. 七味白术散
C. 枳实导滞丸
D. 肥儿丸或疳积散
E. 消乳丸或保和丸

44. 具有“麻疹黏膜斑”特征的疾病是
A. 麻疹
B. 风痧
C. 奶麻
D. 丹痧
E. 瘾疹

45. 初生婴儿的胎粪特点是
A. 卵黄色，稠而不成形
B. 大便稀薄，色黄秽臭
C. 暗绿或赤褐，黏稠无臭
D. 大便稀薄，夹有白色凝块
E. 淡黄白，质地较硬，有臭气

46. 小儿囟门凹陷多见于
A. 热炽气营
B. 阴伤液竭
C. 先天肾气不足
D. 后天髓热膨胀
E. 痰蒙心神

47. 治疗脾虚泻的首选方是
A. 保和丸
B. 平胃散
C. 参苓白术散
D. 藿香正气散
E. 附子理中汤

48. 厌食的基本治疗法则是
A. 消食导滞
B. 运脾开胃
C. 健脾助运
D. 理气醒脾
E. 养胃育阴

49. 夜啼的主要病变脏器是
A. 心、肝
B. 心、脾
C. 肝、脾
D. 心、肾
E. 肝、肾

50. 遗尿心肾失交证的治法是
A. 清心安神，滋阴潜阳
B. 清心滋肾，安神固脬
C. 清泻心火，固涩小便
D. 泻心安神，固涩膀胱
E. 清心泻火，滋肾缩尿

51. 痄腮的流行季节是
A. 夏秋
B. 秋冬
C. 冬春
D. 春夏
E. 不分季节

52. 被称为“十二经之海”的是
A. 带脉
B. 督脉
C. 阳维脉
D. 阳跷脉
E. 冲脉

53. 属于腑，循行分布于上肢外侧和头面部的是
A. 足三阳经
B. 足三阴经
C. 手三阳经
D. 手三阴经
E. 奇经八脉

54. 下列各项组合中不是俞募配穴的是
A. 肺俞、中府
B. 大肠俞、天枢
C. 胃俞、中脘
D. 肝俞、章门
E. 膀胱俞、中极

55. 以下哪项不属于《四总穴歌》的内容
A. 腰背委中求
B. 肚腹三里留
C. 胸胁内关谋
D. 面口合谷收
E. 头项寻列缺

56. 以下关于血海穴定位的描述，正确的是
A. 在股前区，髌底内侧端上 2 寸
B. 在股前区，髌底内侧端上 3 寸
C. 在股前区，髌底内侧端上 4 寸
D. 在股前区，髌底内侧端上 5 寸
E. 在股前区，髌底内侧端上 1 寸

57. 属于八脉交会穴且通冲脉的腧穴是
A. 隐白
B. 公孙
C. 阴陵泉
D. 血海
E. 三阴交

58. 位于股前区，髌底内侧端上 2 寸，股内侧肌隆起处的腧穴是
A. 血海
B. 梁丘
C. 阴陵泉
D. 三阴交
E. 阳陵泉

59. “起于大趾之端……夹咽，连舌本，散舌下”的经脉是
A. 手少阴心经
B. 足厥阴肝经
C. 足太阴脾经
D. 足少阴肾经
E. 手厥阴心包经

A_2 型选择题

答题说明

每道考题是以 1 个小案例出现的，其下面都有 A、B、C、D、E 5 个备选答案。请从中选择 1 个最佳答案。

60. 患者，男，65 岁。咳喘多年，入冬加重，动则喘甚，呼多吸少，气不得续，形瘦神惫，面青唇紫，舌淡苔白而润滑，脉微细。其治疗应首选的方剂是

A. 补中益气汤

B. 玉屏风散

C. 麻黄汤合华盖散

D. 金匮肾气丸合参蛤散

E. 黑锡丹

61. 患者，女，38 岁。身热，汗少，肢体酸重，头昏重胀，心烦口黏，苔薄黄腻，脉濡数。治宜选用

A. 荆防败毒散

B. 藿香正气散

C. 玉屏风散

D. 新加香薷饮

E. 参苏饮

62. 患者，女，45 岁。头痛昏蒙，胸脘满闷，纳呆呕恶，舌苔白腻，脉弦滑。其治疗应首选的方剂是

A. 平胃散

B. 天麻钩藤饮

C. 半夏白术天麻汤

D. 通窍活血汤

E. 羌活胜湿汤

63. 患者，男，57 岁。反复发作气急痰鸣 30 余年，平素易感冒，倦怠无力。现症见：气短声低，自汗，怕风，食少便溏，痰多质稀色白，舌质淡，苔白，脉细弱。其中医治法是

A. 健脾益气，培土生金

B. 补肺益肾，化痰止咳

C. 补肺纳肾，降气化痰

D. 祛风涤痰，降气平喘

E. 补肾纳气，降气平喘

64. 患者，男，58 岁。近年来心烦不寐，入睡困难，心悸多梦，腰膝酸软，潮热盗汗，咽干少津，舌红少苔，脉细数。其治疗应首选的方剂是

A. 左归丸合酸枣仁汤

B. 六味地黄丸合安神定志丸

C. 安神定志丸合酸枣仁汤

D. 右归丸合酸枣仁汤

E. 六味地黄丸合交泰丸

65. 患儿，男，8 岁。2 天前因饮食不洁出现痢下赤白脓血，黏稠如胶冻，腥臭，腹部疼痛，里急后重，肛门灼热，小便短赤，舌苔黄腻，脉滑数。其诊断是

A. 泄泻湿热伤中证

B. 疫毒痢

C. 胃痛肝气犯胃证

D. 湿热痢

E. 泄泻食滞肠胃证

66. 患者，女，50 岁。1 周前因情志不舒而出现胃脘胀痛，痛连两胁，嗳气、矢气则痛舒，胸闷嗳气，喜长叹息，大便不畅，舌苔薄白，脉弦。其诊断是

A. 胃痛饮食伤胃证

B. 胃痛脾胃虚寒证

C. 胃痛肝气犯胃证

D. 胁痛肝气郁滞证

E. 胁痛肝络失养证

67. 患者，男，55 岁。3 个月前因胸胁部撞伤后出现胁肋刺痛，痛有定处，入夜痛甚，舌质紫暗，脉沉涩。其治疗应首选的方剂是

A. 复元活血汤

B. 少腹逐瘀汤

C. 膈下逐瘀汤

D. 调营饮

E. 香附旋覆花汤

68. 患者，女，54 岁。症见突然昏仆，不省人事，牙关紧闭，口噤不开，两手握固，面白唇暗，四肢不温，苔白腻，脉沉滑缓。其治疗方法为

A. 豁痰息风，辛温开窍

B. 清肝息风，辛凉开窍

C. 滋阴潜阳，息风通络

D. 平肝潜阳，息风通络

E. 益气回阳，救阴固脱

69. 患者，男，26 岁。初起恶寒发热，咽痛，眼睑浮肿，小便不利，经治后，出现身重困倦，胸闷，纳呆，泛恶，苔白腻，脉沉缓。其证候是

A. 水湿浸渍证

B. 湿毒浸淫证

C. 湿热壅盛证

D. 风水相搏证

E. 脾阳虚衰证

70. 患者，女，53 岁。1 年来身目俱黄，黄色晦暗如烟熏，脘腹痞胀，纳谷减少，大便不实，神疲畏寒，口淡不渴，舌淡苔腻，脉濡缓。该病证的治法是

A. 健脾养血，利湿退黄

B. 调和肝脾，理气助运

C. 利湿化浊运脾

D. 温中化湿，健脾和胃

E. 疏肝理气，活血化瘀

71. 患者，女，15 岁。2 周前身发疮痍，恶风发热。前天起眼睑浮肿，继而延及全身，皮肤光亮，尿少色赤，舌质红，苔薄黄，脉浮数。其治疗应首选的方剂是

A. 实脾饮

B. 五皮饮合胃苓汤

C. 疏凿饮子

D. 麻黄连翘赤小豆汤合五味消毒饮

E. 越婢加术汤

72. 患者，女，45 岁。肥胖，平素喜食肥甘厚味，近半年觉胸胁支满，心下痞闷，胃中有振水音，脘腹喜温畏冷，泛吐清水痰涎，饮入易吐，口渴不欲饮水，头晕目眩，心悸气短，食少，大便溏，形体逐渐消瘦，舌苔白滑，脉弦细而滑。本病的治法是

A. 温脾化饮

B. 攻下逐饮

C. 泻肺祛饮

D. 理气和络

E. 宣肺化饮

73. 患者，女，55 岁。心悸，气短，劳则尤甚，神疲体倦，自汗。治疗应首选的方剂是
A. 补肺汤
B. 七福饮
C. 加味四君子汤
D. 大补元煎
E. 金匮肾气丸

74. 郁证心肾阴虚证，伴见心烦失眠、多梦遗精者，应加用的药物是
A. 菊花、钩藤
B. 黄连、肉桂
C. 金樱子、芡实
D. 女贞子、墨旱莲
E. 黄连、吴茱萸

75. 患者，女，60 岁。左小腿焮红灼热疼痛伴高热 3 天，症见小腿皮肤鲜红一片，稍高出皮面，色如丹涂，扪之灼热，疮周色红，边界清楚，按压时红色稍退，放手后立即恢复。体温 39℃，伴胃纳不佳，大便 2 日未行。舌红，苔黄腻，脉滑数。其方剂首选
A. 柴胡清肝汤
B. 五神汤
C. 凉血地黄汤
D. 仙方活命饮
E. 牛蒡解肌汤

76. 患者，男，28 岁。阴囊坠胀不适半年，无明显疼痛，既往有结核病史。查体可见附睾硬结，输精管呈条索状肿硬，苔薄，脉滑。考虑诊断为
A. 子痈
B. 子痰
C. 阴茎痰核
D. 精浊
E. 囊痈

77. 患者，男，38 岁。患急性子痈 2 天，恶寒发热，左侧睾丸肿大疼痛，疼痛引及子系（精索），舌红苔黄腻，脉滑数。证属湿热下注，气血壅滞，经络阻隔为患。治宜清热解毒，利湿消肿，应首选
A. 透脓散
B. 滋阴除湿汤
C. 萆薢化毒汤
D. 龙胆泻肝汤
E. 枸橘汤加减

78. 患者，女，45 岁。1 周前曾患感冒，现颈部肿胀，结喉两侧肿块坚实，重按才感疼痛，其痛牵引耳后枕部，痰多，无全身症状，苔黄腻，脉弦滑。治疗宜首选
A. 逍遥散
B. 海藻玉壶汤
C. 柴胡疏肝汤
D. 牛蒡解肌汤
E. 龙胆泻肝汤

79. 患儿，男，14 岁。右手拇指皮肤赘生物 1 个月，如黄豆大小，坚硬粗糙，高出皮肤，生长缓慢，色黄。舌红，苔薄，脉弦数。考虑诊断为
A. 疣目
B. 扁瘊
C. 鼠乳
D. 跖疣
E. 丝状疣

80. 患者，男，70 岁。右侧耳后肿块 4 个

月，肿块增长较快，中央变软破溃，溃后渗流血水，状如翻花，并向四周漫肿，伴发热、消瘦，舌质红，苔黄，脉数。治疗首选的方剂是
A. 化坚二陈丸合开郁散
B. 阳和汤
C. 黄连解毒汤合化坚二陈丸
D. 八珍汤合四妙汤
E. 顺气归脾丸

81. 患者，男，56岁。平素体虚，项背部、臀部等处多发肿块，直径皆2～3cm，色暗红，疼痛，脓水稀薄，伴面色萎黄，神疲乏力，反复发作，缠绵不愈。其治疗首选
A. 五味消毒饮合黄连解毒汤
B. 清暑汤
C. 仙方活命饮合增液汤
D. 五神汤合参苓白术散
E. 牛蒡解肌汤

82. 患者，女，26岁。月经提前，量多，色淡暗，质清稀；腰膝酸软，头晕耳鸣，面色晦暗，有暗斑；舌淡暗，苔白润，脉沉细。治疗应首选的方剂是
A. 归肾丸
B. 两地汤
C. 保阴煎
D. 归脾汤
E. 清经散

83. 患者，女，33岁。经前乳房胀痛或乳头痒痛，痛甚不可触衣，胸闷痰多，食少纳呆，平素带下量多，色白黏稠，月经量少，色淡，舌淡胖，苔白腻，脉缓滑。其证候是
A. 湿热瘀阻证
B. 痰湿阻滞证
C. 胃虚痰滞证
D. 脾虚痰湿证
E. 肝郁气结证

84. 患者，女，35岁。月经量少，色淡红，质黏腻，胸闷呕恶，带多，舌淡苔白腻，脉滑。治疗应首选
A. 滋血汤
B. 归肾丸
C. 桃红四物汤
D. 苍附导痰丸
E. 二陈汤

85. 患者，女，41岁。月经7个月不行，乳房胀痛，精神抑郁，少腹胀痛拒按，烦躁易怒；舌紫暗，有瘀点，脉沉弦而涩。其治法是
A. 补肾益气，调理冲任
B. 补肾疏肝，理气活血
C. 滋肾养阴，调理冲任
D. 疏肝清热，活血调经
E. 理气活血，祛瘀通经

86. 患者，女，32岁。经期小腹隐痛，喜温喜按，阴部空坠不适；经血量少，色淡质清；面色少华，神疲乏力；舌质淡，苔薄，脉细无力。治疗应首选的方剂是
A. 四物汤
B. 圣愈汤
C. 归脾汤
D. 举元煎
E. 补中益气汤

87. 患者，女，27岁，已婚。停经46天，妊娠试验阳性，恶心呕吐，食入即吐，神疲思睡，舌淡苔白，脉滑缓。其证

候是
A. 脾虚痰滞证
B. 脾胃虚弱证
C. 气阴两虚证
D. 肝胃不和证
E. 痰湿中阻证

88. 患者，女，36 岁。产后乳汁甚少，乳房硕大，形体肥胖，胸闷痰多，纳少便溏，舌淡胖，苔腻，脉沉细。其治法是
A. 疏肝理脾通乳
B. 健脾化痰通乳
C. 补气养血，佐以通乳
D. 疏肝解郁，通络下乳
E. 补肾养血，健脾除湿

89. 患儿，女，3 岁。发热 37.8℃，恶寒重，无汗，头痛，流清涕，喷嚏，咳嗽，口不渴，咽不红，舌淡红，苔薄白，脉浮紧。其证候是
A. 风热感冒
B. 风寒感冒
C. 暑邪感冒
D. 时疫感冒
E. 感冒夹滞

90. 患儿，女，3 岁。咳嗽频作、声重，咽痒，痰白清稀，鼻塞流涕，恶寒无汗，发热头痛，全身酸痛，舌苔薄白，脉浮紧。其治法是
A. 燥湿化痰，宣肺止咳
B. 滋阴润燥，养阴清肺
C. 疏风散寒，宣肺止咳
D. 疏风解热，宣肺止咳
E. 疏风清肺，润燥止咳

91. 患儿，男，6 岁。近 3 个月来厌食，食而乏味，多食则胸脘痞闷，嗳气泛恶，精神如常，二便失调，舌淡红，苔薄腻。其病机是
A. 脾胃气虚
B. 脾虚湿困
C. 乳食积滞
D. 脾失健运
E. 脾胃阴虚

92. 患儿，女，4 岁。舌边尖溃烂，色赤疼痛，饮食困难，心烦不安，口干欲饮，小便短赤，舌尖红，苔薄黄。其治法是
A. 疏风散火，清热解毒
B. 滋阴降火，引火归原
C. 清心凉血，泻火解毒
D. 疏风解表，泻火解毒
E. 消食导滞，清热解毒

93. 患儿，女，2 岁。经常在入睡后出汗，有时白天也汗出较多，形体消瘦，精神倦怠，心烦少寐，时有低热、口干、手足心灼热，哭声无力，口唇淡红，舌质淡，可见花剥苔，脉细弱。治疗应首选的方剂是
A. 泻黄散
B. 黄芪桂枝五物汤
C. 当归六黄汤
D. 牡蛎散
E. 玉屏风散

94. 患儿，男，10 岁。肢体面部浮肿，头痛眩晕，烦躁不安，视物模糊，口苦，恶心呕吐，甚至抽搐、昏迷，尿短赤，舌质红，苔黄糙，脉弦数。治疗应首选的方剂是
A. 麻黄连翘赤小豆汤合五苓散
B. 五味消毒饮合小蓟饮子

C. 龙胆泻肝汤合羚角钩藤汤
D. 龙胆泻肝汤合小蓟饮子
E. 甘露消毒丹合羚角钩藤汤

95. 患儿，男，7 岁。壮热烦躁，面红目赤，口渴欲饮，痘疹分布稠密，根盘红晕较著，疹色紫暗，疱浆混浊，大便干结，小便黄赤。舌质红绛，舌苔黄糙而干，脉洪数。治疗首选方剂为
A. 清瘟败毒饮
B. 黄连解毒汤
C. 普济消毒饮
D. 清解透表汤
E. 清胃解毒汤

96. 患者，男，43 岁。经常寐而易醒，伴心悸健忘，面色无华，纳差、倦怠、舌淡、脉细弱。针灸治疗除主穴外，应加取
A. 行间、侠溪
B. 心俞、脾俞
C. 心俞、胆俞
D. 太溪、肾俞
E. 足三里、内关

97. 患者，女，50 岁。家属代诉刚才与人争吵，突然昏倒，不省人事。症见面色苍白，汗出，四肢逆冷，脉细缓。针灸治疗应首选
A. 百会、神庭、印堂、太阳
B. 百会、囟会、人中、承浆
C. 通天、四神聪、神门、液门
D. 气海、关元、内关、足三里
E. 三阴交、合谷、神门、大陵

98. 患者，男，67 岁。3 年来腰部时常酸痛，腰部肌肉僵硬，久坐加重，舌质淡暗，边有瘀点。针灸治疗除主穴外，应加取
A. 膈俞、次髎
B. 肾俞、足三里
C. 命门、腰阳关
D. 悬钟、太冲
E. 肾俞、太溪

99. 患者，男，50 岁。腰腿部冷痛重着，拘挛不可俯仰，遇冷加重，舌质淡，苔白滑，脉沉迟。针灸治疗除主穴外，还应选取
A. 膈俞、次髎
B. 命门、腰阳关
C. 肾俞、足三里
D. 肾俞、太溪
E. 悬钟、申脉

100. 患者，女，67 岁。哮喘多年，喘促气短，动则喘甚，汗出肢冷，舌淡，脉沉细。治疗除手太阴经穴外，还应选取的是
A. 足太阴、任脉穴
B. 足太阴、足少阴经穴
C. 足厥阴、督脉穴
D. 足少阴、背俞穴
E. 足少阴、督脉穴

A_3 型选择题

答 题 说 明

以下提供若干个案例，每个案例下设 3 道考题。请根据题干所提供的信息，在每道考题下面的 A、B、C、D、E 5 个备选答案中选择 1 个最佳答案。

（101～103 题共用题干）

患者，女，34 岁。近 2 年来情绪不宁，急躁易怒，胸胁胀满，口苦而干，头痛目赤，耳鸣，舌质红，苔黄，脉弦数。

101. 其辨证是
A. 肝气郁结证
B. 气郁化火证
C. 痰气郁结证
D. 心神失养证
E. 心脾两虚证

102. 其治法是
A. 行气开郁，化痰散结
B. 疏肝解郁，理气畅中
C. 疏肝解郁，清肝泻火
D. 甘润缓急，养心安神
E. 健脾养心，补益气血

103. 治疗应首选的方剂是
A. 甘麦大枣汤
B. 半夏厚朴汤
C. 归脾汤
D. 柴胡疏肝散
E. 丹栀逍遥散

（104～106 题共用题干）

患者，女，65 岁。有消渴病史十余年。口渴引饮，能食，便溏，精神不振，四肢乏力，体瘦，舌质淡红，苔白而干，脉弱。

104. 其辨证是
A. 阴阳两虚证
B. 气阴亏虚证
C. 肾阴亏虚证
D. 肺热津伤证
E. 胃热炽盛证

105. 其治法是
A. 滋阴固肾
B. 益气健脾，生津止渴
C. 滋阴温阳，补肾固涩
D. 清热润肺，生津止渴
E. 清胃泻火，养阴增液

106. 治疗应首选的方剂是
A. 七味白术散
B. 六味地黄丸
C. 金匮肾气丸
D. 消渴方
E. 玉女煎

（107～109 题共用题干）

患者，女，36 岁。1 个月前从高处摔落。现见腰痛如刺，痛有定处，痛处拒按，日轻夜重，舌暗，有瘀斑，脉涩。

107. 其辨证是
A. 寒湿腰痛
B. 湿热腰痛
C. 瘀血腰痛

D. 肾虚腰痛
E. 风湿腰痛

108. 其治法是
A. 散寒行湿，温经通络
B. 清热利湿，舒筋止痛
C. 滋补肾阴，濡养筋脉
D. 活血化瘀，通络止痛
E. 补肾壮阳，温煦经脉

109. 治疗应首选的方剂是
A. 身痛逐瘀汤
B. 四妙丸
C. 独活寄生汤
D. 左归丸
E. 右归丸

（110～112 题共用题干）

患者，女，25 岁。产后 23 天，乳房肿痛，皮肤焮红灼热，切开排脓后引流不畅，红肿热痛不消。壮热，舌红，苔黄腻，脉洪数。

110. 其诊断是
A. 乳癖
B. 乳发
C. 乳痨
D. 乳痈
E. 乳核

111. 内治应首选的方剂是
A. 逍遥散
B. 逍遥蒌贝散
C. 透脓散
D. 瓜蒌牛蒡汤
E. 托里消毒散

112. 以上症状治疗不及时，病程发展可出现的症状是
A. 疼痛减轻，不治自愈
B. 局部疼痛加重，结块增大，局部红肿灼热，10 天左右结块中央渐软
C. 结块此起彼伏，病久不愈
D. 发生癌变
E. 乳晕部出现漏管

（113～115 题共用题干）

患者，女，30 岁，已婚。月经周期正常，经期 7 天，近 3 个月来每于月经过后 8 天左右，阴道见少量出血，色紫黑有块，持续 3～4 天，自净，伴少腹两侧刺痛，情志抑郁，胸闷烦躁，舌质紫，脉细弦。

113. 其诊断是
A. 经间期出血
B. 痛经
C. 闭经
D. 胎动不安
E. 崩漏

114. 其治法是
A. 活血化瘀调经
B. 清热利湿，固冲止血
C. 健脾益气，固冲摄血
D. 滋肾养阴，固冲止血
E. 化瘀止血

115. 治疗应首选的方剂是
A. 膈下逐瘀汤
B. 逐瘀止血汤
C. 少腹逐瘀汤
D. 桃红四物汤合失笑散
E. 两地汤合二至丸

（116～118 题共用题干）

患儿，男，4 岁。大便秘结，脘腹胀

满，不思饮食，恶心呕吐，口臭，手足心热，小便少，舌质红，苔黄厚，脉沉有力。

116. 其诊断是
    A. 食积便秘
    B. 燥热便秘
    C. 气滞便秘
    D. 气虚便秘
    E. 血虚便秘

117. 其治法是
    A. 消积导滞通便
    B. 清热润肠通便
    C. 理气导滞通便
    D. 益气润肠通便
    E. 养血润肠通便

118. 治疗应首选
    A. 黄芪汤
    B. 麻子仁丸
    C. 六磨汤
    D. 枳实导滞丸
    E. 润肠丸

B$_1$ 型选择题

答 题 说 明

以下提供若干组考题，每组考题共用在考题前列出的 A、B、C、D、E 5 个备选答案。请从中选择 1 个与问题关系最密切的答案。每个备选答案可能被选择 1 次、多次或不被选择。

（119～120 题共用备选答案）
    A. 解语丹
    B. 补阳还五汤
    C. 血府逐瘀汤
    D. 左归丸合地黄饮子
    E. 右归丸

119. 治疗中风恢复期肝肾亏虚证，应首选的方剂是

120. 治疗中风恢复期气虚络瘀证，应首选的方剂是

（121～122 题共用备选答案）
    A. 心虚胆怯证
    B. 心血不足证
    C. 瘀阻心脉证
    D. 痰火扰心证
    E. 水饮凌心证

121. 心悸眩晕，胸闷痞满，渴不欲饮，小便短少，或下肢浮肿，形寒肢冷，伴恶心，欲吐，流涎，舌淡胖，苔白滑，脉象弦滑或沉细而滑。证属

122. 心悸不安，胸闷不舒，心痛时作，痛如针刺，唇甲青紫，舌质紫暗或有瘀斑，脉涩或结或代。证属

（123～124 题共用备选答案）
    A. 手足抽搐
    B. 肢体肿胀
    C. 手足不自主抖动
    D. 肢体无力
    E. 肢体关节疼痛

123. 痿证的证候主症是

124. 痹证的证候主症是

（125～126 题共用备选答案）

A. 四肢末梢
B. 小腿下部
C. 骶尾部
D. 髋部
E. 脊背部

125. 脱疽好发于
126. 臁疮好发于

（127～128 题共用备选答案）

A. 乳汁郁结
B. 肝郁胃热
C. 乳汁稠厚
D. 肝郁乘脾
E. 感受外邪

127. 乳痈妇女产后饮食不节，脾胃运化失司易致
128. 乳痈妇女产后体虚多汗，露胸哺乳易致

（129～130 题共用备选答案）

A. 曲张静脉团
B. 毛细血管瘤
C. 蔓状血管瘤
D. 冠状动脉瘤
E. 海绵状血管瘤

129. 浅表毛细血管增生扩张、迂曲所形成的血瘤属于
130. 由多数充满血液的腔隙所构成的血瘤属于

（131～132 题共用备选答案）

A. 内发丹毒
B. 赤游丹毒
C. 流火
D. 抱头火丹
E. 类丹毒

131. 躯干部皮肤突然发红成片，色如丹涂的疾病称
132. 手指被鱼虾之刺划破皮肤后，局部红斑，无明显全身症状的疾病称

（133～134 题共用备选答案）

A. 顺经汤
B. 滋水清肝饮
C. 清肝引经汤
D. 补中益气汤
E. 龙胆泻肝汤

133. 治疗经行吐衄肝经郁火证，应首选的方剂是
134. 治疗经行吐衄肺肾阴虚证，应首选的方剂是

（135～136 题共用备选答案）

A. 清肝止淋汤
B. 逐瘀止血汤
C. 燥湿化痰汤
D. 清热固经汤
E. 两地汤合二至丸

135. 治疗经间期出血肾阴虚证，应首选
136. 治疗经间期出血湿热证，应首选

（137～138 题共用备选答案）

A. 血瘀
B. 风寒
C. 肾虚
D. 血虚
E. 气虚

137. 产后肢体关节疼痛，屈伸不利，痛无定处。其证候是

138. 产后遍身关节酸楚，肢体麻木，头晕心悸。其证候是

（139～140 题共用备选答案）

A. 丹栀逍遥散
B. 两地汤
C. 保阴煎
D. 固阴煎
E. 清经散

139. 治疗月经先期阳盛血热证，应首选的方剂是
140. 治疗月经先期阴虚血热证，应首选的方剂是

（141～142 题共用备选答案）

A. 温肺化痰
B. 清肺化痰
C. 补肺固卫
D. 健脾化痰
E. 补肾固本

141. 哮喘肺气虚弱证的治法是
142. 哮喘肾虚不纳证的治法是

（143～144 题共用备选答案）

A. 调脾健运
B. 消积理脾
C. 补益气血
D. 清心泻火，滋阴生津
E. 温阳健脾，利水消肿

143. 疳积的主要治法是
144. 口疳的主要治法是

（145～146 题共用备选答案）

A. 藿香正气散
B. 葛根芩连汤
C. 参苓白术散
D. 消乳丸
E. 四神丸

145. 治疗风寒泻的首选方剂是
146. 治疗湿热泻的首选方剂是

（147～148 题共用备选答案）

A. 内关
B. 劳宫
C. 间使
D. 外关
E. 曲泽

147. 善于治疗心痛、烦闷、口疮、口臭的腧穴是
148. 善于治疗胃痛、呕血、呕吐、暑热病的腧穴是

（149～150 题共用备选答案）

A. 中脘、次髎、地机、三阴交、十七椎
B. 中极、次髎、地机、三阴交、十七椎
C. 关元、足三里、阴陵泉、十七椎
D. 关元、足三里、三阴交、十七椎
E. 关元、气海、三阴交、十七椎

149. 痛经实证的针灸治疗宜选取
150. 痛经虚证的针灸治疗宜选取

第二单元参考答案

1. D	2. A	3. E	4. A	5. A	6. A	7. A	8. A	9. A	10. C
11. E	12. E	13. A	14. B	15. E	16. E	17. C	18. A	19. B	20. C
21. B	22. C	23. B	24. B	25. D	26. A	27. B	28. B	29. D	30. B
31. A	32. E	33. D	34. A	35. D	36. A	37. A	38. A	39. D	40. D

41. B	42. C	43. E	44. A	45. C	46. B	47. C	48. B	49. B	50. B
51. C	52. E	53. C	54. D	55. C	56. A	57. B	58. A	59. C	60. D
61. D	62. C	63. A	64. E	65. D	66. C	67. A	68. A	69. A	70. D
71. D	72. A	73. B	74. B	75. B	76. B	77. E	78. C	79. A	80. C
81. D	82. A	83. C	84. D	85. E	86. B	87. B	88. B	89. B	90. C
91. D	92. C	93. C	94. C	95. E	96. B	97. D	98. A	99. B	100. D
101. B	102. C	103. E	104. B	105. B	106. A	107. C	108. D	109. A	110. D
111. C	112. B	113. A	114. E	115. B	116. A	117. A	118. D	119. D	120. B
121. E	122. C	123. D	124. E	125. A	126. B	127. B	128. E	129. B	130. E
131. A	132. E	133. C	134. A	135. E	136. A	137. B	138. D	139. E	140. B
141. C	142. E	143. B	144. D	145. A	146. B	147. B	148. E	149. B	150. D

240-1

2024全国中医执业助理医师资格考试模拟试卷（四）

（医学综合笔试部分）

第一单元

考试日期：20××年×月×日

考试时间：9：00～11：00

考生姓名：________

准考证号：________

考 场 号：________

中国协和医科大学出版社

北 京

A_1 型选择题

答题说明

每道考题下面有 A、B、C、D、E 5 个备选答案，请从中选择 1 个最佳答案。

1. 关于阴阳转化的说法最恰当的是
   A. 有条件的
   B. 无条件的
   C. 绝对的
   D. 相对的
   E. 必然的

2. 下列关于五脏外合五体的叙述，错误的是
   A. 心合脉
   B. 肝合爪
   C. 脾合肉
   D. 肺合皮
   E. 肾合骨

3. “浊气归心，淫精于脉” 中的 “浊气” 主要靠哪一个脏腑的运化
   A. 心
   B. 肺
   C. 脾
   D. 肾
   E. 大肠

4. 被称为先天之本的是
   A. 肾
   B. 脾
   C. 心
   D. 肝
   E. 肺

5. 主生长发育的脏腑是
   A. 肝
   B. 心
   C. 脾
   D. 肺
   E. 肾

6. “中焦如沤” 是比喻
   A. 胃主受纳的功能状态
   B. 脾气散精的功能状态
   C. 消化过程中腐熟水谷的状态
   D. 小肠泌别清浊的功能状态
   E. 水谷精微的弥漫布散状态

7. 疠气致病多为
   A. 复发
   B. 徐发
   C. 继发
   D. 感邪即发
   E. 伏而后发

8. 神志活动与五脏有关，其中关系最密切的脏是
   A. 心、肺、肝
   B. 心、肝、脾
   C. 肺、脾、肾
   D. 心、脾、肾
   E. 心、肝、肾

9. 六腑共同的生理特点是
A. 化生精气
B. 贮藏精气
C. 满而不实
D. 藏而不泻
E. 受盛传化水谷

10. 具有通行元气和运行水液功能的是
A. 肾
B. 肺
C. 肝
D. 三焦
E. 脾

11. 临床出现自汗、多尿，说明气的哪项功能减退
A. 推动与调控作用
B. 温煦与凉润作用
C. 防御作用
D. 固摄作用
E. 中介作用

12. 行于脉外，具有慓急滑利之性的气是
A. 卫气
B. 宗气
C. 营气
D. 中气
E. 元气

13. 在治疗瘀血病证时常配以行气、补气药，其理论根据是
A. 气能生血
B. 气能行血
C. 气能摄血
D. 血能载气
E. 血能生气

14. “乙癸同源” 指的是
A. 心肺关系
B. 肺肝关系
C. 肝脾关系
D. 肝肾关系
E. 心肾关系

15. 齿燥如枯骨者，属
A. 热盛伤津
B. 阳明热盛
C. 肾阴枯涸
D. 胃阴不足
E. 肾气虚乏

16. 外感秽浊与热毒之邪相合的舌象表现是
A. 黄腻苔
B. 白腻苔
C. 积粉苔
D. 灰黑苔
E. 腐苔

17. 颠顶部位头痛属于
A. 阳明头痛
B. 太阳头痛
C. 少阳头痛
D. 厥阴头痛
E. 少阴头痛

18. 患者饥不欲食的临床意义是
A. 胃寒
B. 胃热
C. 食积
D. 脾气虚
E. 胃阴虚

19. 口中泛酸的临床意义是
A. 胃肠积滞

B. 脾胃湿热
C. 宿食不化
D. 肝胆湿热
E. 肝胃郁热

20. 主司眼睑开合的经脉是
A. 冲脉
B. 任脉
C. 督脉
D. 阴维脉和阳维脉
E. 阴跷脉和阳跷脉

21. 真寒假热证的临床意义是
A. 阴盛格阳
B. 阳盛格阴
C. 阴不敛阳
D. 阳不敛阴
E. 表热里寒

22. 少阴经头痛的特征是
A. 头痛晕沉
B. 头痛连齿
C. 后头部连项痛
D. 前额连眉棱骨痛
E. 两侧太阳穴处痛

23. 下列各项中，不属于热极生风证临床表现的是
A. 高热神昏
B. 四肢抽搐
C. 角弓反张
D. 两目上视
E. 目合口开

24. 肝胃不和证引起的临床表现是
A. 腹痛肠鸣
B. 腹泻不爽
C. 脘腹胀痛走窜
D. 呃逆、嗳气、嘈杂
E. 肠鸣矢气

25. 肠热腑实证的临床意义是
A. 里实证
B. 里虚证
C. 里热证
D. 表热里实证
E. 里热实证

26. 不属于肝胆湿热证临床表现的是
A. 尿频尿急，尿道灼痛，尿黄短少
B. 头痛目赤，急躁易怒，胁痛便秘
C. 腹部痞闷，纳呆便溏，面目发黄
D. 腹痛下痢，赤白黏冻，里急后重
E. 阴囊湿疹，瘙痒难忍，小便短赤

27. 脾气虚证的临床表现是
A. 头痛
B. 呃逆
C. 嗳气
D. 腹胀
E. 便干

28. 既能发汗解表，又能温通经脉的药物是
A. 防风
B. 羌活
C. 细辛
D. 桂枝
E. 紫苏叶

29. 用治湿热黄疸和肝经热盛，高热惊厥，手足抽搐，应选用的药物是
A. 黄柏

B. 黄连
C. 黄芩
D. 龙胆
E. 防风

30. 治疗怀胎蕴热、胎动不安者，应选用的药物是
A. 桑寄生
B. 黄芩
C. 苏梗
D. 续断
E. 砂仁

31. 独活可用于治疗
A. 阳明头痛
B. 厥阴头痛
C. 太阳头痛
D. 少阳头痛
E. 少阴头痛

32. 下列各项中，不属于栀子功效的是
A. 凉血解毒
B. 泻火除烦
C. 清热利湿
D. 消退虚热
E. 凉血止血

33. 既能行气止痛，又能杀虫疗癣的药物是
A. 川楝子
B. 青皮
C. 佛手
D. 木香
E. 香附

34. 治疗痔疮肿痛出血，应选用的药物是
A. 白茅根
B. 侧柏叶
C. 白及
D. 槐花
E. 车前子

35. 治寒疝疼痛，睾丸偏坠疼痛，宜选用的药物是
A. 肉桂
B. 小茴香
C. 干姜
D. 生姜
E. 木香

36. 为“血中气药”，能“上行头目，下调经水”的药物是
A. 川芎
B. 延胡索
C. 姜黄
D. 莪术
E. 郁金

37. 牵正散的功用是
A. 祛风除湿，化痰通络
B. 祛风化痰，通络止痉
C. 祛风除湿，通络止痛
D. 祛风化痰，定搐止痉
E. 化痰通络，活血止痛

38. 炙甘草汤中桂枝、生姜并用的意义是
A. 温阳化气
B. 解表散寒
C. 温中祛寒
D. 通阳复脉
E. 温中通阳

39. 治疗久咳伤肺，气阴两虚的最佳方

剂是
A. 麦门冬汤
B. 生脉散
C. 百合固金汤
D. 参苓白术散
E. 养阴清肺汤

40. 保和丸中配伍莱菔子的主要用意是
A. 消食止泻
B. 消食导滞
C. 下气消食
D. 化滞解酒
E. 消积和胃

41. 外感凉燥，治宜选用
A. 杏苏散
B. 桑杏汤
C. 养阴清肺汤
D. 麦门冬汤
E. 清燥救肺汤

42. 药物组成中含有柴胡和人参的方剂是
A. 四逆散
B. 半夏泻心汤
C. 大柴胡汤
D. 小柴胡汤
E. 柴胡疏肝散

43. 具有活血祛瘀、散结止痛功用的方剂是
A. 生化汤
B. 温经汤
C. 失笑散
D. 丹参饮
E. 桂枝茯苓丸

44. 补阳还五汤的主治证表现不包括
A. 口眼歪斜
B. 半身不遂
C. 语言謇涩
D. 口角流涎
E. 神志不清

45. 麦门冬汤组成中含有的药物是
A. 麦冬、人参
B. 陈皮、人参
C. 麦冬、丹参
D. 厚朴、半夏
E. 麦冬、玄参

46. 防己黄芪汤的组成药物中含有
A. 桂枝
B. 芍药
C. 干姜
D. 桔梗
E. 白术

47. 旋覆代赭汤的组成药物中不含有
A. 大枣、炙甘草
B. 丁香、厚朴
C. 生姜、半夏
D. 人参、炙甘草
E. 生姜、大枣

48. 定喘汤的组成药物中不含有
A. 麻黄、白果
B. 款冬花、半夏
C. 桑白皮、杏仁
D. 黄芩、甘草
E. 紫菀、苏叶

49. 苓甘五味姜辛汤的功用是
A. 温肺化饮
B. 化痰息风
C. 利水消痰

D. 燥湿化痰
E. 润肺化痰

50. 牡蛎散的配伍中君药是
A. 牡蛎
B. 黄芪、牡蛎
C. 小麦
D. 麻黄根
E. 黄芪

51. 固冲汤的功用是
A. 益气滋阴，化瘀止血
B. 益气健脾，固冲摄血
C. 降火坚阴，止血固经
D. 滋阴清热，止血固经
E. 温补肝肾，固冲止血

52. 表现为典型弛张热的疾病是
A. 风湿热
B. 渗出性胸膜炎
C. 疟疾
D. 布鲁菌病
E. 伤寒

53. 下列哪项叙述是错误的
A. 腹部振水声见于幽门梗阻
B. 正常人脾脏无法触及
C. 肋下扪及肝脏提示肝大
D. 肠麻痹时肠鸣音消失
E. 正常人可触到腹主动脉搏动

54. 下列哪种意识状态改变最为轻微
A. 意识模糊
B. 昏睡
C. 嗜睡
D. 昏迷
E. 谵妄

55. 下列哪项为气胸的体征
A. 叩诊实音
B. 语颤病侧增强
C. 气管正中
D. 病侧凹陷
E. 叩诊鼓音

56. 下列不属于肝细胞性黄疸特点的是
A. 尿胆原可增加
B. 粪便白陶土色
C. 尿胆红素阳性
D. 血清结合胆红素水平升高
E. 血清非结合胆红素水平升高

57. 下列最容易引起大量咯血的疾病是
A. 肺炎
B. 肺结核
C. 二尖瓣狭窄
D. 肺肿瘤
E. 肺梗死

58. 下列不属于糖尿病周围神经病变临床特点的是
A. 呈多发性
B. 呈对称性
C. 上肢重于下肢
D. 早期以感觉异常为主
E. 后期出现肌肉萎缩

59. 下列肺炎链球菌肺炎的典型体征不正确的是
A. 急性热病容
B. 口唇疱疹
C. 患侧触觉语颤增强

D. 患侧呼吸运动增强
E. 叩诊可呈浊音或实音

60. 不属于慢性心力衰竭肺淤血表现的是
A. 咳嗽、咳痰
B. 端坐呼吸
C. 咯血
D. 呼吸困难
E. 尿量减少

61. 属于 β 受体阻断药类的抗高血压药物的是
A. 酚妥拉明
B. 哌唑嗪
C. 美托洛尔
D. 氯沙坦
E. 卡托普利

62. 对诊断尿路感染最有意义的改变是
A. 畏寒、高热、白细胞计数增多
B. 尿中大量红细胞
C. 尿中白细胞>5 个/高倍视野
D. 尿培养菌落计数>10^5/ml
E. 肾区叩击痛

63. 关于缺铁性贫血的实验室检查，错误的是
A. 小细胞低色素性贫血
B. 骨髓增生活跃、幼红细胞增生
C. 骨髓铁染色阴性
D. 血清铁减少
E. 血清总铁结合力降低

64. 磺脲类降糖药的主要适应证是
A. 1 型糖尿病
B. 饮食治疗不能满意控制的非肥胖型 2 型糖尿病
C. 糖尿病围手术期
D. 糖尿病合并感染
E. 糖尿病合并妊娠

65. 类风湿关节炎最早出现的关节表现是
A. 疼痛
B. 肿胀
C. 活动障碍
D. 畸形
E. 晨僵

66. 大脑中动脉闭塞的脑梗死主要表现是
A. 三偏征
B. 共济失调
C. 吞咽困难
D. 延髓麻痹
E. 眩晕

67. 潜伏期是指
A. 自病原体侵入机体至典型症状出现
B. 自病原体侵入机体至排出体外
C. 自病原体侵入机体至临床症状开始出现
D. 自接触传染源至患者开始出现症状
E. 自接触传染源至典型症状出现

68. 下列有关乙型肝炎的叙述，错误的是
A. 重叠感染 HDV 易演变为重型肝炎
B. 对慢性患者的治疗应以抗病毒为主
C. HBV 感染是肝细胞癌的重要病因
D. 婴幼儿感染 HBV 易演变为慢性乙肝病毒携带者
E. 家庭聚集现象不明显

69. 有关甲型肝炎的治疗，最重要的是
A. 休息
B. 保肝

C. 降酶

D. 抗病毒

E. 调节免疫

70. 下列各项中表示 HBV 复制活跃的指标是

A. 抗-HBs

B. HBsAg

C. HBeAg

D. 抗-HBe

E. 抗-HBc

71. 丙型肝炎的主要传播途径是

A. 输血

B. 性接触

C. 粪-口传播

D. 日常生活接触

E. 母婴传播

72. 下列各项中诊断重型病毒性肝炎最有意义的是

A. 血清胆红素明显升高

B. 酶胆分离

C. 凝血酶原活动度明显降低

D. A/G 比值倒置

E. 血清转肽酶活性明显升高

73. 下列各项中对诊断病毒性肝炎最有意义的是

A. 病程的长短

B. 病情的轻重

C. 血清转氨酶检查

D. 病原学检查

E. 肝穿刺活检

74. 下列关于结核病的叙述，错误的是

A. 结核分枝杆菌培养是确诊结核病的重要手段

B. 干酪样坏死为病变进展的表现

C. 咳嗽为肺结核最常见的全身中毒症状

D. 结核分枝杆菌是专性需氧菌

E. 迟发性变态反应是宿主对结核分枝杆菌形成免疫应答的标志

75. 流行性出血热的早期诊断依据是

A. 鼠类接触史

B. 全身感染中毒症状

C. 异型淋巴细胞增多

D. “三痛”和“三红”征

E. 特异性 IgM 抗体滴度升高

76. 下列各项中不属于人感染高致病性禽流感传播方式的是

A. 接触病禽

B. 接触健康带毒禽

C. 接触被污染的羽毛

D. 接触被污染的水

E. 接触人感染高致病性禽流感患者

77. 下列各项中无助于 AIDS 诊断的是

A. 体重下降 10% 以上

B. 慢性腹泻 1 个月以上

C. 口腔毛状白斑

D. 腹股沟淋巴结明显肿大

E. 反复出现带状疱疹

78. 目前艾滋病治疗最有效的方法是

A. 对症支持治疗

B. 免疫增强治疗

C. 联合抗病毒治疗

D. 抗生素治疗

E. 中医中药治疗

79. 肾综合征出血热低血压休克期的主要特

点是
A. 热退后病情反而加重
B. 体温逐渐上升
C. 血小板增多
D. 中性粒细胞增多
E. 出现三红征

80. 肾综合征出血热治疗的关键是
A. “三早一少”
B. 早期抗病毒治疗
C. 及时肾透析
D. 积极防治 DIC
E. 积极防治继发感染

81. 乙脑的主要死因是
A. 高热抽搐
B. 意识障碍
C. 循环衰竭
D. 呼吸衰竭
E. 脑水肿

82. 普通型流脑的临床诊断依据是
A. 夏季发病、突起高热、惊厥、循环衰竭、白细胞增多
B. 夏季发病、高热、惊厥、呼吸衰竭、颈项强直、白细胞增多
C. 冬春季发病、高热、头痛、无瘀斑、脑膜刺激征阴性、白细胞增多
D. 长程高热、剧烈头痛、无瘀斑、脑膜刺激征阳性、血白细胞不增多
E. 冬春季发病、高热、剧烈头痛、有瘀斑、脑膜刺激征阳性、血白细胞增多

83. 体温正常，有布鲁菌病症状、体征，发病多久可以诊断为慢性感染
A. 5 个月
B. 1 个月
C. 2 周
D. 6 个月
E. 1 年

84. 关于霍乱患者静脉补液的原则，不恰当的是
A. 早期、快速、足量
B. 先盐后糖
C. 先快后慢
D. 积极补钾
E. 及时补碱

85. 下列关于医学模式的叙述，不正确的是
A. 是对医学本质的概括
B. 是在特定历史时期内，人们关于健康和疾病的基本观点
C. 是人们在观察和处理人类健康和疾病问题时的思维方式和行为方式
D. 是对医学实践的反映和概括
E. 是人类对医学的需求而形成的目标

86. 下面不属于医德品质内容的是
A. 诚挚
B. 幸福
C. 公正
D. 严谨
E. 仁爱

87. 医学伦理学的尊重原则主要包括以下几方面，除了
A. 尊重患者及其家属的自主权或决定权
B. 尊重患者的一切主观意愿
C. 治疗要获得患者的知情同意
D. 保守患者的秘密
E. 保守患者的隐私

88. 医患关系道德的实质是

A. 加强医患沟通

B. 加强医患之间的配合

C. 提高医护人员的道德水平

D. 提高医疗质量和全民健康水平

E. 协调医患双方的关系

89. 下述内容不属于临床诊疗道德原则的是

A. 知情同意原则

B. 身心统一原则

C. 最优化原则

D. 保密原则

E. 生命价值原则

90. 在临床医学研究中，对待受试者的正确做法是

A. 对受试者的负担不可以过分强调

B. 对受试者的受益要放在首要位置考虑

C. 对受试者的负担和受益要公平分配

D. 需要特别关照参加试验的重点人群的利益

E. 对参加试验的弱势人群的权益可以不必太考虑

91. 医学道德的底线是

A. 尊重原则

B. 公正原则

C. 行善原则

D. 无伤原则

E. 保密原则

92. 临终关怀的道德要求不包含的内容是

A. 认识和理解临终患者

B. 尊重临终患者的权利

C. 满足临终患者的意愿

D. 重视临终患者的生命品质

E. 展示人类文明的进步

93. 下述内容中属于卫生法律的是

A. 《医疗事故处理条例》

B. 《医疗机构管理条例》

C. 《中华人民共和国中医药条例》

D. 《中华人民共和国医师法》

E. 《中华人民共和国药品管理法实施条例》

94. 申请个体行医的，须经执业医师注册后在医疗卫生机构中执业满

A. 一年

B. 两年

C. 三年

D. 四年

E. 五年

95. 下面关于特殊管理药品的正确描述不包括

A. 麻醉药品只限于医疗、教学和科研使用

B. 精神药品分为第一类和第二类

C. 特殊管理的药品有麻醉药品、精神药品、医疗用毒性药品及放射性药品

D. 特殊管理的药品处方量每次不得超过三天常用量

E. 使用放射性药品的人员必须经过核医学技术培训

96. 发现甲类传染病患者、传染性非典型性肺炎的患者或疑似患者，在城镇中的责任报告单位法定报告时限为

A. 2 小时之内进行报告

B. 2 小时后即可报告

C. 3 小时后即可报告
D. 4 小时后即可报告
E. 6 小时后即可报告

97. 《中华人民共和国医师法》所称医师包括
A. 主治医师和主任医师
B. 主治医师和住院医师
C. 医师和助理医师
D. 副主任医师和主任医师
E. 执业医师和执业助理医师

98. 医师考核不合格者，县级以上人民政府卫生健康主管部门可以责令其暂停执业活动
A. 一至二个月
B. 一至三个月
C. 三至六个月
D. 六至十二个月
E. 十二个月以上

99. 医师执业变更以下注册事项的，应当到准予注册的卫生健康主管部门依法办理变更注册手续
A. 执业地点、执业类别、执业范围等
B. 执业地点和执业类别
C. 执业地点、执业类别、执业范围和医疗机构
D. 执业地点、执业类别、执业范围和服务单位
E. 执业地点、执业类别、执业范围、服务单位和专业类别

100. 医疗机构药学技术人员调配处方时，错误的行为是
A. 处方必须经过核对，对处方所列药品不得擅自更改
B. 处方所列药品缺货时用同类药品代用
C. 对有配伍禁忌的处方，应当拒绝调配
D. 对有超剂量的处方，应当拒绝调配
E. 必要时，经处方医师更正或重新签字，方可调配

A_2 型选择题

答题说明

每道考题是以 1 个小案例出现的，其下面都有 A、B、C、D、E 5 个备选答案。请从中选择 1 个最佳答案。

101. 患者，女，43 岁。3 个月内频发胸骨后疼痛，24 小时动态心电图示胸痛发作时胸导联 ST 段明显上移。应该首选以下哪种药物
A. 肠溶阿司匹林
B. 双嘧达莫
C. 硝酸甘油
D. 普萘洛尔
E. 硝苯地平

102. 患者，男，44 岁。头晕 10 年，头痛加重，伴恶心、呕吐 2 天急诊就诊。查体：神志模糊，血压 220/120mmHg，尿蛋白（++），尿糖（±）。最可能的诊断是

A. 糖尿病酮症酸中毒
B. 恶性高血压
C. 肾性高血压
D. 高血压危象
E. 高血压脑病

103. 患者，女，55 岁。半年内出现 3 次突然不能言语，每次持续 30 分钟左右。第 3 次伴右侧肢体麻木，既往有心房颤动病史。神经系统检查正常，最可能的诊断是

A. 癫痫小发作
B. 偏头痛
C. 颈椎病
D. 短暂性脑缺血发作
E. 顶叶肿瘤

104. 患者，女，65 岁。有 COPD 病史多年。查体：心尖搏动出现在剑突下，且深吸气时增强，肺动脉瓣第二心音增强。应首先考虑的是

A. 冠心病
B. 心肌炎
C. 高血压性心脏病
D. 肺源性心脏病
E. 风湿性心脏病

105. 患者，女，57 岁。反复低热 5 月余，伴四肢大小关节肿痛。血白细胞 $8.7\times10^9/L$，血红蛋白 89g/L，抗核抗体（-），类风湿因子（+），拟诊为类风湿关节炎，提示疾病处于活动期最有价值的表现是

A. 晨僵
B. 关节肿胀
C. 类风湿结节
D. 贫血
E. 抗角蛋白抗体阳性

106. 患者，男，40 岁。间断性上腹痛 10 年。昨日进食后上腹剧痛，出冷汗，心悸，一度好转后全腹剧痛。查体：板状腹，弥漫性压痛及反跳痛，肝浊音界缩小。应首选的检查为

A. 腹部 B 超
B. 腹部 X 线
C. 腹部 CT
D. 胃液分析
E. 胃镜检查

A_3 型选择题

答 题 说 明

以下提供若干个案例，每个案例下设 3 道考题。请根据题干所提供的信息，在每道考题下面的 A、B、C、D、E 5 个备选答案中选择 1 个最佳答案。

（107～109 题共用题干）

患者，女，45 岁。阵发性心悸半年，时有胸闷，下肢水肿 5 天来门诊。心电图示窦性心律，心率 64 次/分，PR 间期 0.24 秒，伴完全性右束支传导阻滞，诊断为扩张型心肌病，心功能不全。入院后予以洋地黄、利尿药和扩血管药物治疗。第 4 天突然神志不清，抽搐，听诊心音消失，血压为 70/50mmHg，经救治后神志清醒，心跳恢复，心率 45 次/分，并有频发期前收缩。

107. 患者神志不清，抽搐应考虑为

A. 心源性休克

B. 阿–斯综合征

C. 脑栓塞

D. 重度心力衰竭

E. 一过性脑血管痉挛

108. 心电图示三度房室传导阻滞，频发室性期前收缩，其原因考虑与下列哪项有关

A. 洋地黄

B. 利尿药

C. 血管药物

D. 心力衰竭加重

E. 疾病的进展

109. 患者神志不清发作时，心电图显示下列哪种情况适宜做电复律治疗

A. 频发性室性期前收缩

B. 短阵成串室性心动过速

C. 心房颤动

D. 心房扑动

E. 心室扑动或心室颤动

（110～112 题共用题干）

患者，女，35 岁。消瘦、乏力、怕热、手颤 1 个月，夜间突然出现双下肢软瘫。急诊查体：神志清，血压 140/80mmHg，心率 100 次/分，律齐，甲状腺轻度肿大，无血管杂音。

110. 导致患者双下肢软瘫的直接原因可能是

A. 脑栓塞

B. 运动神经元病

C. 重症肌无力

D. 呼吸性碱中毒

E. 血钾异常

111. 为明确诊断，应首先进行的检查是

A. 头颅 CT、血糖测定

B. 肌电图及血电解质测定

C. 胸部 CT 及血抗乙酰胆碱受体抗体测定

D. 血气分析及血电解质测定

E. 血电解质测定及血清甲状腺功能测定

112. 此患者的急诊处理是
A. 螺内酯治疗
B. 纠正电解质紊乱
C. 静脉滴注氯化钾
D. 溴吡斯的明和皮质激素治疗
E. 脱水降颅压治疗

B_1 型选择题

答 题 说 明

以下提供若干组考题，每组考题共用在考题前列出的 A、B、C、D、E 5 个备选答案。请从中选择 1 个与问题关系最密切的答案。每个备选答案可能被选择 1 次、多次或不被选择。

（113 ~ 114 题共用备选答案）
A. 抑木补土
B. 培土制水
C. 滋水涵木
D. 泻南补北
E. 佐金平木
113. 不是根据五行相克规律确定的治则是
114. 清泻肝火以清肃肺气的治法属于

（115 ~ 116 题共用备选答案）
A. 气结
B. 气上
C. 气缓
D. 气乱
E. 气消
115. 情志为病，过思则
116. 情志为病，过惊则

（117 ~ 118 题共用备选答案）
A. 爪
B. 面
C. 唇
D. 毛
E. 发
117. 心其华在
118. 肝其华在

（119 ~ 120 题共用备选答案）
A. 咽干口燥，所饮不多
B. 口渴，饮水即吐
C. 口渴但欲漱水不欲咽
D. 口淡不渴
E. 口渴引饮
119. 阴虚内热证口渴的特点为
120. 痰饮内停证口渴的特点为

（121 ~ 122 题共用备选答案）
A. 太阳经病
B. 少阳经病
C. 少阴经病
D. 阳明经病
E. 厥阴经病
121. 两侧头痛属
122. 后头痛连项属

（123 ~ 124 题共用备选答案）
A. 关节疼痛重着不移
B. 四肢关节游走窜痛

C. 四肢关节红肿热痛

D. 关节疼痛剧烈

E. 关节酸胀麻木

123. 行痹的临床表现是

124. 寒痹的临床表现是

(125 ~126 题共用备选答案)

A. 半夏

B. 瓜蒌

C. 芥子

D. 川贝母

E. 桔梗

125. 治疗痰热咳嗽，应选用的药物是

126. 治疗阴虚燥咳，应选用的药物是

(127 ~128 题共用备选答案)

A. 补气，生津，宁心

B. 健脾益肺，养血生津

C. 补气养阴，清热生津

D. 补气，生津，止汗

E. 补气，生津，安胎

127. 党参的功效是

128. 西洋参的功效是

(129 ~130 题共用备选答案)

A. 太阳头痛

B. 阳明头痛

C. 少阳头痛

D. 厥阴头痛

E. 少阴头痛

129. 细辛善于治疗的是

130. 白芷善于治疗的是

(131 ~132 题共用备选答案)

A. 阴中求阳

B. 填精化血

C. 培土生金

D. 壮水制火

E. 滋水涵木

131. 参苓白术散的方药配伍体现的是

132. 金匮肾气丸的方药配伍体现的是

(133 ~134 题共用备选答案)

A. 十灰散

B. 止嗽散

C. 咳血方

D. 四生丸

E. 小蓟饮子

133. 治疗肝火犯肺所致之咳痰带血，应首选的方剂是

134. 治疗下焦瘀热所致之血淋尿血，应首选的方剂是

(135 ~136 题共用备选答案)

A. ST 段下垂型压低

B. ST 段上抬型压低

C. ST 段抬高，对应导联 ST 段压低

D. ST 段弓背向上抬高

E. ST 段弓背向下抬高

135. 典型心绞痛的心电图表现为

136. 变异型心绞痛的心电图表现为

(137 ~138 题共用备选答案)

A. 梨形心

B. 靴形心

C. 三角烧瓶状心

D. 心底部浊音界增宽

E. 心浊音界明显缩小

137. 二尖瓣狭窄时心脏叩诊可见到的体征是

138. 心包积液时坐位心脏叩诊可见到的体征是

(139～140 题共用备选答案)

A. 发热
B. 咳嗽
C. 咯血
D. 肺部啰音
E. 痰液检查

139. 慢性支气管炎与肺结核的主要鉴别依据是
140. 慢性支气管炎与肺癌的主要鉴别依据是

(141～142 题共用备选答案)

A. 拍击样第一心音
B. 心尖部第一心音增强
C. 肺动脉瓣区第二心音亢进
D. 主动脉瓣区第二心音亢进
E. 剑突下可见心脏搏动

141. 慢性肺心病右心室扩大的主要表现是
142. 慢性肺心病肺动脉高压的主要表现是

(143～144 题共用备选答案)

A. 轻型
B. 普通型
C. 暴发型休克型
D. 暴发型脑膜脑炎型
E. 暴发型混合型

143. 患者低热、轻微头痛及咽痛，咽部培养有病原菌。此病例属于流脑的
144. 患者发热，头痛，呕吐，皮肤瘀点、瘀斑，颈项强直，治疗不当，第 3 天昏迷抽搐，脱水治疗后好转，2 周出院。此病例属于流脑的

(145～146 题共用备选答案)

A. 骨髓培养
B. 粪便培养
C. 血培养
D. 尿培养
E. 胆汁培养

145. 确诊霍乱常用
146. 细菌培养确诊伤寒阳性率最高的是

(147～148 题共用备选答案)

A. 天然试验
B. 自我试验
C. 志愿试验
D. 临床试验
E. 强迫试验

147. 由于战争、自然灾害可形成大面积的研究样本群称为
148. 应用政治军事压力从事违背伦理原则的实验称为

(149～150 题共用备选答案)

A. 劣药
B. 假药
C. 不合格药品
D. 次品
E. 等外品

149. 药品所含成分与国家药品标准规定的成分不符的是
150. 药品成分含量不符合国家药品标准规定的是

第一单元参考答案

1. A	2. B	3. C	4. A	5. E	6. C	7. D	8. B	9. E	10. D
11. D	12. A	13. B	14. D	15. C	16. C	17. D	18. E	19. E	20. E
21. A	22. B	23. E	24. D	25. E	26. B	27. D	28. D	29. D	30. B
31. E	32. D	33. A	34. D	35. B	36. A	37. B	38. D	39. B	40. C
41. A	42. D	43. C	44. E	45. A	46. E	47. B	48. E	49. A	50. A
51. B	52. A	53. C	54. C	55. E	56. B	57. B	58. C	59. D	60. E
61. C	62. D	63. E	64. B	65. A	66. A	67. C	68. E	69. A	70. C
71. A	72. C	73. E	74. C	75. E	76. E	77. D	78. C	79. A	80. A
81. D	82. E	83. D	84. D	85. E	86. B	87. B	88. D	89. B	90. C
91. D	92. E	93. D	94. E	95. D	96. A	97. E	98. C	99. A	100. B
101. E	102. E	103. D	104. D	105. C	106. B	107. B	108. A	109. E	110. E
111. E	112. C	113. B	114. E	115. A	116. D	117. B	118. A	119. A	120. B
121. B	122. A	123. B	124. D	125. B	126. D	127. B	128. C	129. E	130. B
131. C	132. A	133. C	134. E	135. A	136. C	137. A	138. C	139. E	140. E
141. E	142. C	143. A	144. B	145. B	146. A	147. A	148. E	149. B	150. A

240-2

2024全国中医执业助理医师资格考试模拟试卷（四）

（医学综合笔试部分）

第二单元

考试日期：20××年×月×日

考试时间：13：30～15：30

考生姓名：________

准考证号：________

考 场 号：________

中国协和医科大学出版社

北 京

A_1 型选择题

答 题 说 明

每道考题下面有 A、B、C、D、E 5 个备选答案，请从中选择 1 个最佳答案。

1. 从病理性质上讲，肺痈是
   A. 肺虚津气亏损，失之濡养之虚热证
   B. 气滞血瘀之实证
   C. 痰热壅滞之实热证
   D. 阳微阴盛之虚实夹杂证
   E. 本虚标实之证

2. 与腹痛有关的脏腑一般不包括
   A. 肝
   B. 大肠
   C. 胃
   D. 膀胱
   E. 小肠

3. 治疗疫毒痢的主方是
   A. 芍药汤
   B. 白头翁汤
   C. 葛根芩连汤
   D. 香连丸
   E. 枳实导滞丸

4. 治疗心悸瘀阻心脉证，应首选的方剂是
   A. 桃仁红花煎
   B. 通窍活血汤合甘麦大枣汤
   C. 半夏泻心汤合当归活血饮
   D. 桂枝甘草龙骨牡蛎汤合参附汤
   E. 黄连温胆汤合炙甘草汤

5. 治疗郁证日久，阴虚火旺者，应首选
   A. 丹栀逍遥散
   B. 知柏地黄丸
   C. 天王补心丹
   D. 六味地黄丸
   E. 滋水清肝饮

6. 胁痛的基本病机为
   A. 气滞血瘀
   B. 肝脾不调
   C. 瘀阻心脉
   D. 不通则痛
   E. 肝络失和

7. 下列各项中，不属于胃痞病因的是
   A. 瘀血
   B. 痰湿
   C. 食积
   D. 气滞
   E. 外邪

8. 治疗噎膈痰气交阻证，应首选的方剂是
   A. 通幽汤
   B. 启膈散
   C. 丁香散
   D. 沙参麦冬汤
   E. 补气运脾汤

9. 下列除哪项外均为各种淋证的共同表现
   A. 小便频急
   B. 腰部酸痛
   C. 淋漓涩痛

D. 小腹拘急
E. 尿血而痛

10. 治疗腹痛瘀血内停证应首选的方剂是
A. 通幽汤
B. 丹参饮
C. 温经汤
D. 少腹逐瘀汤
E. 柴胡疏肝散

11. 下列哪项不是泄泻的主要诊断依据
A. 排便次数增多
B. 有脓血便
C. 便下完谷不化
D. 粪质清稀，甚至如水样
E. 泄势或缓或急

12. 治疗黄疸疫毒炽盛证，应首选的方剂是
A. 茵陈蒿汤
B. 甘露消毒丹
C. 《千金》犀角散
D. 龙胆泻肝汤
E. 大柴胡汤

13. 治疗石淋，应首选
A. 程氏萆薢分清饮
B. 无比山药丸
C. 八正散
D. 沉香散
E. 石韦散

14. 下列各项中不属于水肿病因的是
A. 风邪袭表
B. 外感水湿
C. 疮毒内犯
D. 情志内伤
E. 久病劳倦

15. 下列各项中符合悬饮病主症的是
A. 心下满闷，呕吐清水痰涎
B. 胸胁饱满，咳唾引痛
C. 咳逆倚息，短气不得平卧
D. 身体沉重，肢体浮肿
E. 胃肠沥沥有声

16. 烂疔发病的主要原因是
A. 皮肉破损
B. 湿火内盛
C. 感染毒气
D. 外感热邪
E. 瘀血停滞

17. 蛇眼疔的发病部位是
A. 手指指腹
B. 手指顶端
C. 手指末端
D. 手指螺纹
E. 手指甲缘

18. 红丝疔砭镰法的操作要点是
A. 沿红线两头，针刺出血
B. 梅花针沿红线打刺，微令出血
C. 用三棱针从中挑断红线，微令出血
D. 梅花针沿红线打刺，并加神灯照法
E. 用三棱针沿红线寸寸挑断，微令出血

19. 下列不属于肉瘿特点的是
A. 如肉之团
B. 发展缓慢
C. 柔韧而圆
D. 漫肿质软
E. 结喉一侧或两侧结块

20. 丹毒总的病因病机是
A. 湿热蕴结

B. 血热火毒
C. 气血瘀滞
D. 气血不和
E. 肝郁脾虚

21. 赤游丹的中医治疗原则是
A. 疏风清热解毒
B. 利湿清热解毒
C. 活血祛瘀解毒
D. 凉血清热解毒
E. 健脾利湿解毒

22. 下列关于乳痈的说法最准确的是
A. 是乳房深部的化脓性感染
B. 以中年妇女为多见
C. 初期宜疏肝清热，通乳消肿
D. 多由于火毒外侵，以及肝、胃二经湿热蕴结乳房而成
E. 宜节饮食，息恼怒，避免乳岩之变

23. 治疗乳岩肝郁气滞证，应选用的方剂是
A. 神效瓜蒌散
B. 二仙汤
C. 八珍汤
D. 人参养荣汤
E. 理中汤

24. 瘿痈的治疗大法是
A. 益气养阴，化痰散结
B. 理气解郁，化痰软坚
C. 疏肝活血，化痰散结
D. 舒肝清热，化痰散结
E. 疏肝解郁，化痰散结

25. 患部肿块柔软无痛，可随喜怒而消长的瘿病是
A. 气瘿
B. 肉瘿
C. 筋瘿
D. 血瘿
E. 石瘿

26. 阴茎海绵体发生纤维性硬结，中医称之为
A. 子痈
B. 子痰
C. 肾岩
D. 硬下疳
E. 阴茎痰核

27. 青年人颜面、上胸背部散在毛囊性红丘疹、黑头粉刺，甚至结节、脓肿，伴皮脂溢出，为
A. 面游风
B. 酒渣鼻
C. 油风
D. 粉刺
E. 颜面疔疮

28. 妊娠初期，恶心呕吐，呕吐酸苦水，胸胁满闷，口苦咽干，舌红苔黄，脉弦滑。应治以
A. 调气和中，降逆止呕
B. 清肝和胃，降逆止呕
C. 益气养阴，和胃止呕
D. 健脾和胃，降逆止呕
E. 养阴清热，和胃止呕

29. 下列各项中不属于子宫功能的是
A. 产生月经
B. 排出月经
C. 孕育胎儿
D. 分娩胎儿
E. 抵御外邪

C. 发热，面颊红肿疼痛
D. 血清及尿中淀粉酶水平升高
E. 腮部红肿疼痛，压之有波动感

51. 诊断水痘最有意义的体征是
A. 皮疹为红色斑疹
B. 皮疹为红色斑丘疹
C. 皮疹为红色浸润的“露珠”状疱疹
D. 皮疹较重的可发生痛感或痒感
E. 呈向心性分布的各期皮疹同时出现

52. 从任脉开始，经脉由内向外的排列顺序是
A. 胃经、脾经、肾经
B. 胃经、肾经、脾经
C. 肾经、脾经、胃经
D. 肾经、胃经、脾经
E. 脾经、肾经、胃经

53. 下列各组取穴中不属于前后配穴的是
A. 中府、肺俞
B. 中脘、膈俞
C. 期门、外关
D. 天枢、肾俞
E. 中极、次髎

54. 下列各项中，属于对症选穴的是
A. 前额痛选合谷、内庭
B. 肾阴不足选肾俞、太溪
C. 面瘫选风池、地仓
D. 落枕选外劳宫
E. 发热选大椎

55. 循行中“贯脊”的经脉是
A. 督脉
B. 带脉
C. 足少阴肾经
D. 足太阳膀胱经
E. 足少阳胆经

56. 照海穴的主治病证是
A. 胁肋胀痛
B. 咽喉干痛
C. 下肢厥冷
D. 慢性腹泻
E. 胸闷不舒

57. 不属于足少阳胆经的腧穴是
A. 风市
B. 阴陵泉
C. 风池
D. 足临泣
E. 悬钟

58. 太溪穴的定位是
A. 在踝区，外踝尖与跟腱之间的凹陷处
B. 在踝区，内踝尖与跟腱之间的凹陷处
C. 在踝区，内踝下方的凹陷处
D. 在踝区，外踝下方的凹陷处
E. 在踝区，内踝与胫骨前肌腱之间的凹陷处

59. 以下关于睛明穴主治作用的叙述，不正确的是
A. 目赤肿痛
B. 视物不明
C. 近视，夜盲
D. 坐骨神经痛
E. 眩晕

A_2 型选择题

答 题 说 明

每道考题是以 1 个小案例出现的，其下面都有 A、B、C、D、E 5 个备选答案。请从中选择 1 个最佳答案。

60. 患者，女，45 岁。喉痒干咳 3 天，无痰，咽喉干痛，唇鼻干燥，伴鼻塞、头痛、微寒、身热，舌质红少津，苔薄黄，脉浮数。其治疗应首选的方剂是
A. 桑菊饮
B. 桑杏汤
C. 杏苏散
D. 清金化痰汤
E. 沙参麦冬汤

61. 患者，女，45 岁。平素性情急躁易怒，1 小时前因吵架突然出现呼吸短促，息粗气憋，胸闷胸痛，咽中如窒，苔薄，脉弦。其中医病证诊断是
A. 喘证痰浊阻肺证
B. 喘证肺气郁痹证
C. 喘证痰热郁肺证
D. 哮病寒包热哮证
E. 喘证风寒壅肺证

62. 患者，女，28 岁。反复发作气急痰鸣 10 年余。1 小时前，受寒复发，先喉中痰鸣如水鸡声，呼吸急促，喘憋气逆，胸膈满闷，痰少咳吐不爽，色白而多泡沫，形寒怕冷，面色青晦，舌苔白滑，脉浮紧。其治疗应首选的方剂是
A. 定喘汤
B. 三子养亲汤
C. 六君子汤
D. 射干麻黄汤
E. 小青龙汤

63. 患者，男，52 岁。2 年来心中悸动不安，眩晕，胸闷痞满，渴不欲饮，恶心，流涎，小便短少，舌淡胖，苔白滑，脉沉细而滑。治疗应首选的方剂是
A. 清气化痰丸
B. 归脾汤
C. 甘麦大枣汤
D. 黄连温胆汤
E. 苓桂术甘汤

64. 患者，女，36 岁。平素性情急躁，近日尤觉易怒，胸闷胁胀，嘈杂吞酸，口干而苦，便秘，头痛，目赤，耳鸣，舌质红，苔黄，脉弦数。最佳治疗方药为
A. 柴胡疏肝散合左金丸
B. 丹栀逍遥散合左金丸
C. 滋水清肝饮合左金丸
D. 知柏地黄丸合左金丸
E. 丹栀逍遥散合甘麦大枣汤

65. 患者，女，35 岁。1 年来，大便时溏时泻，迁延反复，稍进油腻食物，则腹泻，面色萎黄，厌食，食后脘闷不舒，神疲倦怠，舌质淡，苔白，脉细弱。此病证的治法是
A. 温肾健脾，固涩止泻

B. 健脾益气，化湿止泻
C. 温中健脾
D. 消食导滞，和中止泻
E. 升提中气

66. 患者，男，45 岁。反复胃脘疼痛 10 年，近 2 天，胃脘疼痛，似刀割，痛有定处，按之痛甚，痛时持久，食后加剧，入夜尤甚，黑便，舌质紫暗，脉涩。其治疗应首选的方剂是
A. 血府逐瘀汤
B. 身痛逐瘀汤
C. 桃核承气汤
D. 失笑散合丹参饮
E. 复元活血汤

67. 患者，女，54 岁。6 年来面目及肌肤淡黄，晦暗不泽，肢软乏力，心悸气短，大便溏薄，舌淡苔薄，脉濡细。治疗此病证应首选的方剂是
A. 黄芪建中汤
B. 归芍六君子汤
C. 茵陈术附汤
D. 逍遥散合鳖甲煎丸
E. 茵陈四苓散

68. 患者，女，45 岁。3 天来尿频急，尿色深红，尿痛满急加剧，心烦，舌尖红，苔黄腻，脉滑数。治疗应首选的方剂是
A. 八正散
B. 小蓟饮子
C. 六味地黄丸
D. 知柏地黄丸
E. 无比山药丸

69. 患者，男，32 岁。皮肤出现青紫斑点 5 日，伴有鼻衄、口渴、便秘、舌质红，苔黄，脉弦数。治疗本病应首选的方剂是
A. 泻白散
B. 十灰散
C. 茜根散
D. 归脾汤
E. 黄土汤

70. 患者，男，30 岁。恶寒发热，咳嗽，咳白色黏痰，胸痛，咳则痛甚，口干鼻燥，舌苔薄黄，脉浮数而滑。其中医病证诊断是
A. 肺痈溃脓期
B. 肺痈表证期
C. 肺痈成痈期
D. 肺痈成脓期
E. 肺痈恢复期

71. 患者，女，32 岁。发作时昏仆抽搐，流涎，或有吼叫，平时急躁易怒，心烦失眠，咳痰不爽，口苦咽干，便秘溲黄，病发后，症情加重，彻夜难眠，目赤，舌红，苔黄腻，脉弦滑而数。治疗应首选的方剂是
A. 定痫丸合涤痰汤
B. 血府逐瘀汤
C. 当归活血汤
D. 通窍活血汤
E. 龙胆泻肝汤合涤痰汤

72. 患者，男，68 岁。患肢僵硬，拘挛变形，舌强不语，肢体肌肉萎缩，舌红脉细。中医诊断为
A. 中风之气虚络瘀证
B. 中风闭证之痰火瘀闭证

C. 中风脱证之阴竭阳脱证
D. 中风中脏腑之痰浊瘀闭证
E. 中风后遗症期肝肾亏虚证

73. 患者，男，49 岁。发现血糖升高近 12 年，小便频数，混浊如膏，甚至饮一溲一，面容憔悴，耳轮干枯，腰膝酸软，四肢欠温，畏寒肢冷，阳痿，舌淡白而干，脉沉细无力。治疗本病的首选方剂是
A. 六味地黄丸
B. 金匮肾气丸
C. 右归丸
D. 十全大补汤
E. 七味白术散

74. 患者，男，66 岁。反复吞咽梗阻感 3 个月。现症：吞咽困难，胸膈痞满，情志舒畅时稍可减轻，情志抑郁时则加重，嗳气呃逆，呕吐痰涎，口干咽燥，大便艰涩，舌质红，苔薄腻，脉弦滑。其诊断是
A. 呕吐肝气犯胃证
B. 呕吐胃阴不足证
C. 噎膈痰气交阻证
D. 噎膈津亏热结证
E. 噎膈瘀血内结证

75. 患者，女，25 岁。左侧手臂内侧有红丝一条，向上走窜，停于肘部，可选用砭镰法治疗。其诊断是
A. 蛇头疔
B. 蛇眼疔
C. 红丝疔
D. 蛇肚疔
E. 托盘疔

76. 患者，男，30 岁。肛门周围反复流脓水 3 年。查体：肛周多处外口，指诊截石位 6 点肛窦处触及凹陷性硬结，肛管直肠环弹性良好。其诊断是
A. 低位复杂肛漏
B. 高位复杂肛漏
C. 肛门部汗腺炎
D. 低位单纯肛漏
E. 高位单纯肛漏

77. 患者，男，65 岁。动则气急，欲便无力，排便时有肿物自肛门内脱出，严重时走路、咳嗽均有脱出，需手助复位，伴有少量出血，舌淡苔薄，脉细。其诊断是
A. Ⅰ期内痔
B. Ⅱ期内痔
C. Ⅲ期内痔
D. 肛乳头肥大
E. 炎性混合痔

78. 患者，女，21 岁。全身起皮疹 3 天，躯干潮红，四肢泛发丘疱疹，灼热，瘙痒剧烈，抓破渗水；伴心烦口渴，身热不扬，大便干，小便短赤；舌红，苔黄，脉滑数。其诊断是
A. 湿疮
B. 瘾疹
C. 黄水疮
D. 热疮
E. 蛇串疮

79. 患者，女，36 岁。发现腹壁肿物 2 年，单发，约 5cm×5cm 大小，柔软，可以移动，与皮肤无粘连，无压痛。考虑诊断为
A. 脂瘤

B. 肉瘤
C. 血瘤
D. 气瘤
E. 筋瘤

80. 患者，男，36 岁。颈旁结块 1 周，红肿热痛，恶寒发热，头痛，口干，咽痛，舌红苔薄黄，脉浮数。诊断颈痈，治宜
A. 清热解毒，消肿止痛
B. 散风清热，化痰消肿
C. 清热凉血，解毒止痛
D. 活血凉血，疏血止痛
E. 清热通腑，消肿止痛

81. 患者，女，32 岁。停经 50 天，阴道少量出血 20 天，1 天前下腹剧烈疼痛，后腹痛逐渐减轻，尿妊娠试验（+），B 超提示宫腔未见妊娠囊，右附件区见一混合性包块。妇检：阴道少量血污，宫颈抬举痛，子宫稍大于正常，质偏软，子宫右后方可触及界限不清的包块，触痛。其证候是
A. 未破损型
B. 已破损型
C. 已破损休克型
D. 已破损不稳定型
E. 已破损包块型

82. 患者，女，26 岁。月经周期延后，量少，色淡红，质清稀，小腹隐痛，喜暖喜按；腰酸无力，小便清长，大便稀溏；舌淡，苔白，脉沉迟或细弱。治疗应首选的方剂是
A. 温经汤
B. 乌药汤
C. 肾气丸
D. 艾附暖宫丸
E. 大补元煎

83. 患者，女，28 岁。孕 6 个月余，小便淋沥频数，灼热刺痛，量少色深黄，手足心热，心烦不寐，舌红，苔黄干，脉细滑数。应首选
A. 导赤散
B. 知柏地黄汤
C. 加味五淋散
D. 真武汤
E. 白术散

84. 患者，女，35 岁。经行时间延长，量少，色鲜红，质稠；咽干口燥，潮热颧红；舌红，少苔，脉细数。治疗应首选的方剂是
A. 保阴煎
B. 清经散
C. 丹栀逍遥散
D. 举元煎加味
E. 两地汤合二至丸

85. 患者，女，27 岁。2 次月经中间，阴道少量出血，色鲜红，质稍稠；头晕腰酸，夜寐不宁，五心烦热，便艰尿黄；舌体偏小质红，脉细数。治疗应首选的方剂是
A. 二至丸
B. 加减一阴煎
C. 保阴煎
D. 两地汤
E. 安冲汤

86. 患者，女，46 岁。月经紊乱，量时少时多；乍寒乍热，烘热汗出，头晕耳鸣，健忘，腰背冷痛；舌淡，苔薄，脉沉弱。其治法是

A. 滋阴潜阳
B. 阴阳双补
C. 补益肾气
D. 填精益髓
E. 温肾扶阳

87. 患者，女，39 岁。经后乳房胀痛，乳房按之柔软无块，月经量少，色淡；两目干涩，咽干口燥，五心烦热；舌红，少苔，脉细数。治疗应首选的方剂是
A. 一贯煎
B. 六味地黄丸
C. 左归丸
D. 沙参麦冬汤
E. 二至丸

88. 患者，女，32 岁。孕后腰酸腹痛，胎动下坠，伴阴道少量出血，头晕耳鸣，小便频数，舌淡苔白，脉沉细滑。治疗应首选的方剂是
A. 加味圣愈汤
B. 举元煎
C. 寿胎丸
D. 补肾安胎饮
E. 胎元饮

89. 某妇人暴崩下血，继而淋漓不止已月余，血色淡暗质稀；面色晦暗，肢冷畏寒，腰膝酸软，小便清长，夜尿多；眼眶暗，舌质淡暗，苔白，脉沉细无力。证属
A. 脾虚崩漏
B. 肾阴虚崩漏
C. 肾阳虚崩漏
D. 血瘀崩漏
E. 脾肾阳虚崩漏

90. 患儿，男，7 岁。曾咳喘反复发作。现面色㿠白，气短懒言，倦怠乏力，自汗怕冷，舌淡苔薄，脉细无力。治疗应首选的方剂是
A. 二陈汤
B. 参苓白术散
C. 金匮肾气丸
D. 六君子汤
E. 玉屏风散

91. 患儿，女，5 岁。高热不退，喉核赤肿，溃烂化脓，吞咽困难，口干口臭，大便干结，小便黄少，舌红，苔黄，脉数。治疗应首选的方剂是
A. 银翘马勃散
B. 牛蒡甘桔汤
C. 养阴清肺汤
D. 普济消毒饮
E. 荆防败毒散

92. 患儿，男，2 岁。纳差 2 个月，腹泻 1 周。平素食欲缺乏，挑食偏食，近日大便日行 3 ~4 次，食后作泻，面色萎黄，舌淡苔白，指纹淡红。治疗应首选
A. 熏洗法
B. 擦拭法
C. 割治疗法
D. 推拿疗法
E. 拔罐疗法

93. 患儿，女，2 岁。口腔满布白屑，周围焮红较甚，面赤，唇红，发热、烦躁、多啼，口干，大便干结，小便黄赤，舌红，苔薄白，脉滑。其证候是
A. 湿热内蕴证
B. 心火上炎证
C. 风热乘脾证

D. 心脾积热证
E. 虚火上浮证

94. 患儿，女，5岁。突然壮热，神志昏迷，烦躁谵妄，反复抽搐，惊厥不已，呕吐腹痛，大便夹脓血，舌质红，苔黄腻，脉象滑数。治疗应首选的方剂是
A. 羚角钩藤汤
B. 普济消毒饮
C. 黄连解毒汤合白头翁汤
D. 白虎汤合玉枢丹
E. 清瘟败毒饮

95. 患儿，女，2岁。发热4天，持续不退，起伏如潮，每潮1次，疹随外出，依序而现，疹点细小，由疏转密，触之碍手，疹色先红后暗红，烦渴嗜睡，咳嗽增多，舌质红，苔薄黄，脉洪数。治疗应首先考虑的方剂是
A. 银翘散
B. 青蒿鳖甲汤
C. 清解透表汤
D. 犀角地黄汤
E. 沙参麦冬汤

96. 患者，男，40岁。腰痛1年，近1个月来腰部隐隐作痛，两腿软，乏力，每因劳累后症状加重。治疗取穴应首选
A. 肾俞、阳陵泉、关元、悬钟
B. 委中、腰阳关、太冲、太溪
C. 肾俞、关元、足三里、太溪
D. 肾俞、委中、夹脊、阿是穴
E. 委中、太溪、阳陵泉、悬钟

97. 患者，男，65岁。耳中如蝉鸣，时作时止，按之鸣声减弱，听力亦下降，同时伴神疲乏力，食少腹胀，便溏，脉细弱。治疗取穴宜在听宫、翳风、太溪、肾俞基础上，加用
A. 行间、丘墟
B. 外关、合谷
C. 丰隆、阴陵泉
D. 气海、足三里
E. 肾俞、肝俞

98. 患者，女，34岁。体质素弱，近半年来，呕吐时作时止，倦怠乏力，舌苔薄白，脉弱。治疗除主穴外，应加取
A. 丰隆、公孙
B. 上脘、胃俞
C. 梁门、天枢
D. 期门、太冲
E. 脾俞、胃俞

99. 患者，女，37岁。胃脘隐痛，喜按喜暖，兼泛吐清水，便溏，舌淡苔薄，脉虚弱。治疗除主穴外，应加取
A. 梁门、下脘
B. 期门、太冲
C. 膈俞、三阴交
D. 胃俞、三阴交、内庭
E. 关元、脾俞、胃俞

100. 患者，男，34岁。因恼怒后两胁胀痛，胸闷不舒，呕恶不欲食，口苦，舌红，脉弦滑。针灸取穴为
A. 期门、阳陵泉、太冲、足三里
B. 支沟、阳陵泉、期门、丘墟
C. 期门、阳陵泉、膈俞、三阴交
D. 肝俞、肾俞、期门、三阴交
E. 大包、阳陵泉、三阴交

A_3 型选择题

答题说明

以下提供若干个案例，每个案例下设 3 道考题。请根据题干所提供的信息，在每道考题下面的 A、B、C、D、E 5 个备选答案中选择 1 个最佳答案。

（101～103 题共用题干）

患者，男，68 岁。近年来记忆力、计算力明显减退，继之神情呆滞，语不达意，喜闭门独居，回答问题迟钝，常有口误，伴腰膝酸软，步履艰难，舌瘦色淡，苔薄白，脉沉细弱。

101. 其诊断是
A. 痴呆
B. 癫证
C. 中风
D. 痫证
E. 郁证

102. 其辨证是
A. 瘀血内阻证
B. 脾肾两虚证
C. 髓海不足证
D. 痰浊蒙窍证
E. 心脾两虚证

103. 治疗应首选的方剂是
A. 还少丹
B. 七福饮
C. 涤痰汤
D. 归脾汤
E. 通窍活血汤

（104～106 题共用题干）

患者，男，32 岁。2 周来小便点滴不通，尿道灼热，小腹胀满，口苦口黏，大便不畅，舌质红，苔黄腻，脉数。

104. 其辨证是
A. 脾气不升证
B. 膀胱湿热证
C. 肾阳衰惫证
D. 肺热壅盛证
E. 肝郁气滞证

105. 其治法是
A. 温补肾阳，化气利水
B. 清泄肺热，通利水道
C. 升清降浊，化气行水
D. 清利湿热，通利小便
E. 疏利气机，通利小便

106. 治疗应首选的方剂是
A. 八正散
B. 济生肾气丸
C. 清肺饮
D. 补中益气汤合春泽汤
E. 沉香散

（107～109 题共用题干）

患者，女，43 岁。宫外孕术后 1 周。低热，头晕目眩，身倦乏力，心悸不宁，面白少华，唇甲色淡，舌淡，脉细弱。

107. 其证候是
A. 阴虚发热证
B. 阳虚发热证
C. 气虚发热证

D. 血虚发热证
E. 外感发热证

108. 其治法是
A. 益气养血
B. 血行瘀滞，瘀热内生
C. 温补阳气，引火归原
D. 滋阴清热
E. 益气健脾，甘温除热

109. 治疗应首选的方剂是
A. 归脾汤
B. 知柏地黄丸
C. 金匮肾气丸
D. 补中益气汤
E. 三仁汤

（110～112 题共用题干）

某患者血瘤瘤体体积不大，边界不清，表面色红，质地柔软易出血，无疼痛，伴肢软乏力，面色萎黄。

110. 其辨证属于
A. 心肾火毒证
B. 肝经火旺证
C. 脾统失司证
D. 心火妄动证
E. 肝郁化火证

111. 其治疗应首选的方剂为
A. 顺气归脾丸
B. 丹栀逍遥散
C. 清肝芦荟丸
D. 芩连二母丸
E. 凉血地黄汤

112. 血瘤相当于西医病名的
A. 皮脂腺囊肿
B. 血管瘤
C. 脂肪瘤
D. 原发性恶性肿瘤
E. 颈部淋巴结转移癌

（113～115 题共用题干）

患者，女，32 岁。产后恶露量多，过期不止，色紫红，质黏稠，味臭，面色潮红，口燥咽干，舌红，脉细数。

113. 其辨证是
A. 气虚证
B. 血瘀证
C. 血热证
D. 肾阴虚证
E. 感染邪毒证

114. 其治法是
A. 养阴清热止血
B. 活血化瘀止血
C. 补气摄血固冲
D. 疏肝清热止血
E. 清热解毒，凉血化瘀

115. 治疗应首选的方剂是
A. 生化汤
B. 补中益气汤
C. 加味四物汤
D. 保阴煎
E. 五味消毒饮

（116～118 题共用题干）

患儿，男，10 岁。平素嗜食肥甘厚味，多动多语，烦躁不宁，冲动任性，难以制约，注意力不集中，懊侬不眠，纳少口苦，便秘尿赤，舌红，苔黄腻，脉滑数。

116. 其诊断是
A. 狂证

B. 痫证
C. 急惊风
D. 抽动障碍
E. 注意力缺陷多动障碍

117. 其辨证是
A. 心脾两虚证
B. 气郁化火证
C. 阴虚风动证
D. 痰火内扰证
E. 肝肾阴虚证

118. 治疗应首选的方剂是
A. 黄连温胆汤
B. 甘麦大枣汤
C. 杞菊地黄丸
D. 清肝达郁汤
E. 大定风珠

B_1 型选择题

答 题 说 明

以下提供若干组考题，每组考题共用在考题前列出的 A、B、C、D、E 5 个备选答案。请从中选择 1 个与问题关系最密切的答案。每个备选答案可能被选择 1 次、多次或不被选择。

（119 ~ 120 题共用备选答案）
A. 疏肝解郁，行气散结
B. 理气化痰，导滞散结
C. 理气消积，活血散瘀
D. 祛瘀软坚，佐以扶正健脾
E. 补益气血，活血化瘀
119. 聚证肝气郁结证治则为
120. 积证气滞血阻证治则为

（121 ~ 122 题共用备选答案）
A. 人参败毒散
B. 新加香薷饮
C. 藿香正气散加木香、枳壳
D. 藿香正气散加荆芥、防风
E. 藿香正气散去白术，加鸡内金、神曲
121. 外邪犯胃之呕吐，若伴见脘痞嗳腐，饮食停滞者，其治疗方宜
122. 外邪犯胃之呕吐，若风寒偏重，寒热无汗，其治疗方宜

（123 ~ 124 题共用备选答案）
A. 枳实导滞丸
B. 枳实消痞丸
C. 柴胡疏肝散
D. 逍遥散
E. 正气天香散
123. 治疗腹痛饮食积滞证，应首选的方剂是
124. 治疗腹痛肝郁气滞证，应首选的方剂是

（125 ~ 126 题共用备选答案）
A. 砭镰法
B. 切开法
C. 挑治法
D. 挂线法
E. 结扎法
125. 适用于急性阳证疮疡的是

126. 适用于一切确已成脓者的是

（127～128 题共用备选答案）

A. 内服海藻玉壶汤

B. 内服逍遥散

C. 外用阳和解凝膏

D. 内服生脉散

E. 手术治疗

127. 多发结节并伴有甲状腺功能亢进症的肉瘿，治疗宜采用

128. 近期内增大较快，疑有恶变倾向的肉瘿患者应采用

（129～130 题共用备选答案）

A. 2×9%

C. 3×9%

C. 4×9%

D. 5×9%+1%

E. 6×9%+1%

129. 按中国九分法，双下肢包括臀部烧伤面积是

130. 按中国九分法，躯干前后包括外阴部烧伤面积是

（131～132 题共用备选答案）

A. 寒湿之邪

B. 肾阴不足

C. 气滞血瘀

D. 痰凝阻络

E. 血虚瘀阻

131. 脱疽发病的主要病因是

132. 股肿发病的主要病因是

（133～134 题共用备选答案）

A. 呕吐酸水或苦水

B. 恶心欲吐，晨起尤甚

C. 呕吐不食，或呕吐清涎

D. 呕吐痰涎，胸满胁胀

E. 食入即吐，恶闻油腻

133. 恶阻肝胃不和证的辨证要点是

134. 恶阻脾胃虚弱证的辨证要点是

（135～136 题共用备选答案）

A. 归脾汤

B. 当归地黄饮

C. 大补元煎

D. 八珍汤

E. 固阴煎

135. 治疗月经先后无定期脾虚证，应首选的方剂是

136. 治疗月经先后无定期肾虚证，应首选的方剂是

（137～138 题共用备选答案）

A. 通乳丹

B. 调经汤

C. 苍附导痰丸

D. 下乳涌泉散

E. 柴胡疏肝散

137. 治疗气血虚弱型缺乳，首选的方剂为

138. 治疗肝郁气滞型缺乳，首选的方剂为

（139～140 题共用备选答案）

A. 六味地黄丸

B. 当归地黄饮

C. 滋血汤

D. 八珍汤

E. 大补元煎

139. 治疗月经后期肾虚证，应首选的方剂是

140. 治疗月经后期血虚证，应首选的方剂是

（141～142 题共用备选答案）

A. 疏风清热，利湿解毒

B. 辛凉透表，清宣肺卫

C. 清凉解毒，透疹达邪

D. 清气凉营，解毒化湿

E. 清气凉营，通腑泻火

141. 治疗水痘邪伤肺卫证的治法是

142. 治疗水痘毒炽气营证的治法是

（143～144 题共用备选答案）

A. 三拗汤

B. 都气丸

C. 大青龙汤

D. 麻杏石甘汤合苏葶丸

E. 小青龙汤合三子养亲汤

143. 治疗寒性哮喘的首选方剂是

144. 治疗热性哮喘的首选方剂是

（145～146 题共用备选答案）

A. 湿热内侵证

B. 风水相搏证

C. 水凌心肺证

D. 水毒内闭证

E. 脾虚湿停证

145. 全身浮肿，少尿，频咳气急，胸闷心悸，烦躁不宁，唇指青紫。其证候是

146. 全身浮肿，尿少或无尿，色如浓茶，头晕头痛，恶心呕吐，嗜睡。其证候是

（147～148 题共用备选答案）

A. 中府

B. 尺泽

C. 少商

D. 列缺

E. 太渊

147. 治疗头痛、项强，可取

148. 治疗咯血、潮热，可取

（149～150 题共用备选答案）

A. 后溪

B. 太冲

C. 风门

D. 曲池

E. 阴陵泉

149. 风寒头痛除主穴外，应配用的穴位是

150. 后头痛除主穴外，应配用的穴位是

第二单元参考答案

1. C	2. C	3. B	4. A	5. E	6. E	7. A	8. B	9. E	10. D
11. B	12. C	13. E	14. D	15. B	16. C	17. E	18. E	19. D	20. B
21. D	22. C	23. A	24. D	25. A	26. E	27. D	28. B	29. E	30. B
31. A	32. B	33. B	34. D	35. B	36. C	37. C	38. B	39. A	40. D
41. E	42. E	43. E	44. A	45. C	46. B	47. B	48. A	49. E	50. D
51. C	52. D	53. C	54. B	55. C	56. B	57. B	58. B	59. E	60. B
61. B	62. D	63. E	64. B	65. B	66. D	67. A	68. B	69. B	70. B
71. A	72. E	73. B	74. C	75. C	76. A	77. C	78. A	79. B	80. B
81. E	82. D	83. B	84. E	85. B	86. B	87. A	88. C	89. C	90. D
91. B	92. D	93. D	94. C	95. C	96. D	97. D	98. E	99. E	100. B

101. A	102. C	103. B	104. B	105. D	106. A	107. D	108. A	109. A	110. C
111. A	112. B	113. C	114. A	115. D	116. E	117. D	118. A	119. A	120. C
121. E	122. D	123. A	124. C	125. A	126. B	127. E	128. E	129. D	130. B
131. A	132. C	133. A	134. C	135. A	136. E	137. A	138. D	139. B	140. E
141. A	142. D	143. E	144. D	145. C	146. D	147. D	148. B	149. C	150. A